A DIETA SAUDÁVEL
MANTENHA O SEU PESO IDEAL

NUTRIÇÃO

Outros livros de interesse

- **Abdala** – Nutrição no Envelhecer
- **Accioly e Aquino** – Práticas de Nutrição Pediátrica
- **Akamine** – Terapia Nutricional Parenteral
- **Almeida** – Diabetes Mellitus – Uma Abordagem Simplificada para Profissionais da Saúde
- **Alves** – Dicionário Médico Ilustrado Inglês-Português
- **Andrea Lopes Santos** – Guia Prático de Dietas Enterais
- **APM-SUS** – O Que Você Precisa Saber sobre o Sistema Único de Saúde
- **APM-SUS** – Por Dentro do SUS
- **Bello, Macedo e Palha** – A Criança Que Não Come – Guia de Tratamento e Prevenção
- **Benzecry** – Tabela para Avaliação de Consumo Alimentar em Medidas Caseiras 5ª ed.
- **Bicalho Lana** – O Livro de Estímulo à Amamentação – Uma Visão Biológica, Fisiológica e Psicológico-Comportamental da Amamentação
- **Bodinski** – Dietoterapia – Princípios e Prática
- **Braga** – Tabela de Bolso de Calorias para Dietas
- **Brandão Neto** – Prescrição de Medicamentos em Enfermaria
- **Busnello** – Aspectos Nutricionais no Processo do Envelhecimento
- **Ancona e Brasil** – Nutrição Dietética em Clínica Pediátrica
- **Camargo** – Técnica Dietética – Seleção e Preparo de Alimentos – Manual de Laboratório
- **Carneiro** – A Obesidade sob a Visão de um Psiquiatra
- **Carvalho Costa** – Interpretação de Exames Bioquímicos para o Nutricionista
- **Chagas** – Nutrição Enteral e Parenteral na UTI – Vol. 11 – Série AMIB
- **Chemin** – Cardápios – Guia Prático para sua Elaboração
- **Dan** – Dieta, Nutrição e Câncer
- **Dan** – Guia Básico de Terapia Nutricional
- **Dan** – Nutrição Oral, Enteral e Parenteral na Prática Clínica 3a ed. (2 vols.)
- **De Angelis** – Alergias Alimentares
- **De Angelis** – Fisiologia da Nutrição Humana Aplicada
- **De Angelis** – Fome Oculta – Bases Fisiológicas para Reduzir seu Risco Através da Alimentação Saudável
- **De Angelis** – Importância de Alimentos Vegetais na Proteção da Saúde 2ª ed.
- **De Angelis** – Riscos e Prevenção da Obesidade
- **Dias Rego** – Aleitamento Materno 2a ed.
- **Diniz** – O Leite Humano: A Sua Importância na Alimentação do Recémnascido
- **Drummond** – Dor – O que Todo Médico Deve Saber
- **Eguti** – Manual de Procedimentos de Nutrição e Dietética
- **Evangelista** – Alimentos – Um Estudo Abrangente
- **Evangelista** – Dicionário Técnico de Nutrição
- **Evangelista** – Tecnologia de Alimentos 2a ed.
- **Farret** – Nutrição e Doenças Cardiovasculares
- **Feferbaum** – Nutrição do Recém-Nascido
- **Fisberg** – Obesidade na Infância e na Adolescência
- **Fisberg e Medeiros** – Adolescência... Quantas Dúvidas!
- **Fisberg, Wehba e Cozzolino** – Um, Dois, Feijão com Arroz – A Alimentação no Brasil de Norte a Sul
- **Franco** – Tabela de Composição Química dos Alimentos 9ª ed.
- **Franco e Chaloub** – Dietas, Receitas e Valores Calóricos – Propriedades Gerais dos Alimentos 3a ed.
- **Freitas** – Alimentos com Alegação Diet ou Light
- **Garrido** – Sociedade Brasileira de Cirurgia Bariátrica – Cirurgia da Obesidade
- **Gerude** – O Que Você Deve Saber sobre Dietas, Vitaminas, Sais Minerais e Ortomolecular
- **Gerude, Pires, Alves e Mannarino** – Terapia Nutricional
- **Goldenberg** – Coluna: Ponto e Vírgula 7a ed.
- **Gombossy e Landgraf** – Microbiologia dos Alimentos
- **Goulart Duarte** – Avaliação Nutricional: Aspectos Clínicos e Laboratoriais
- **InCor** – Os Chefs do Coração
- **InCor** – Manual de Dietoterapia e Avaliação Nutricional – Serviço de Nutrição e Dietética do Instituto do Coração (HC-FMUSP)
- **Knobel** – Série Terapia Intensiva Vol. 6 Nutrição
- **Lancha Jr.** – Nutrição e Metabolismo Aplicados à Atividade Motora
- **Lopes dos Santos** – Guia Prático de Dietas Enterais
- **Lottenberg** – A Saúde Brasileira Pode Dar Certo
- **Maculevicius** – Manual de Organização do Lactário
- **Mandelbaum Garcia** – Atendimento Sistematizado de Nutrição
- **Marcopito Santos** – Um Guia para o Leitor de Artigos Científicos na Área da Saúde
- **Matos Braz** – Guia de Condutas Nutricionais no Pós-Operatório de Cirurgia Oncológica – Hospital do Câncer A. C. Camargo
- **Matos Ikemori** – Manual de Dietas do Hospital do Câncer A. C. Camargo
- **Medirest** – Manual das Dietas Hospitalares
- **Medronho** – Epidemiologia
- **Menezes e Bertola** – Guia Culinário com Alimentos Funcionais: 101 Receitas Preventivas e Terapêuticas
- **Merino** – O Livro de Doces-Receitas para Diabéticos e Dietas de Baixa Caloria
- **Milech e Oliveira** – Diabetes Mellitus – Clínica, Diagnóstico e Tratamento Multidisciplinar
- **Morales** – Terapias Avançadas Células-tronco, Terapia Gênica e Nanotecnologia Aplicada à Saúde
- **Moura** – Dicionário de Culinária e Termos Afins – Inglês-Português/Português-Inglês
- **Nivaldo Pinho** – Manual de Nutrição Oncológica – Bases Clínicas
- **Nassif, Farage e Zeidam** – Nutrição – Casos Clínicos e Questões de Múltipla Escolha
- **Olganê** – Nutrição Humana – Auto-Avaliação e Revisão
- **OMS (Organização Mundial de Saúde)** – Manual de Necessidades Nutricionais Humanas
- **Poian e Alves** – Integração Hormonal do Metabolismo Energético
- **Pons Telles** – Terapia Nutricional do Paciente Crítico – Uma Visão Pediátrica
- **Protásio da Luz** – Nem Só de Ciência se Faz a Cura 2ª ed.
- **Ramires** – Chefs do Coração
- **Reggiolli** – Planejamento de Cardápios e Receitas para Unidades de Alimentação e Nutrição
- **Reggiolli e Benedicto** – Manual de Dietas para o Restaurante Industrial
- **Ricco, Del Ciampo e Nogueira** – Aleitamento Materno – Passagens e Transferência Mãe-Filho
- **Riedel** – Controle Sanitário dos Alimentos 3ª ed.
- **Sampaio e Sabry** – Nutrição em Doenças Crônicas
- Série Ciência, Tecnologia, Engenharia de Alimentos e Nutrição
- Vol. 3 Baruffaldi e Oliveira – Fundamentos de Tecnologia de Alimentos
- Série Manuais Técnicos para o Restaurante Comercial
- Vol. 1 Lobo - Estrutura e Organização do Restaurante Comercial.
- **Settineri** – Nutrição e Atividade Física
- **Silveira** – Nutrição – Coletânea de Perguntas e Respostas para Concursos
- **Soc. Bras. Clínica Médica** – Série Clínica Médica Ciência e Arte
- **Lopes Martinez** – Dislipidemias – Da Teoria à Prática
- **Silva Zamberian** – Manual de Dietas Hospitalares em Pediatria (Instituto da Criança)
- **SPSP** – Cardoso – Temas em Nutrição
- **SPSP (Soc. Ped. SP)** – Carraza e Falcão – Manual Básico de Apoio Nutricional em Pediatria SPSP (Soc. Ped. SP) – Série Atualizações Pediátricas
- Vol. 2 Palma – Gastroenterologia e Nutrição
- Vol. 4 Costa e Marba – O Recém-Nascido de Muito Baixo Peso e o Ambiente
- Vol. 6 Calliari – Endocrinologia Pediátrica
- Vol. 8 Cardoso – Tópicos Atuais de Nutrição Pediátrica
- **Szego** – Video Atlas of Obesity Surgery
- **Teixeira** – Administração Aplicada às Unidades de Alimentação e Nutrição
- **Telles e Tannuri** – Suporte Nutricional em Pediatria
- **Tirapegui** – Nutrição, Fundamentos e Aspectos Atuais 2ª ed.
- **Tirapegui** – Nutrição, Metabolismo e Suplementação na Atividade Física
- **Valle e Marques** – Biossegurança em Unidade de Alimentação e Nutrição
- **Vilela** – Introdução ao Diagnóstico Nutricional
- **Vilela Ferraz** – Dicionário de Ciências Biológicas e Biomédicas
- **Vincent – Internet** – Guia para Profissionais da Saúde 2ª ed.
- **Xenon 2008** – O Livro dos Concursos Médicos – 16ª edição – volume1
- **Xenon 2008** – O Livro dos Concursos Médicos – 16ª edição – volume2

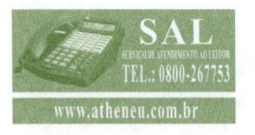

SAL
SERVIÇO DE ATENDIMENTO AO LEITOR
TEL.: 0800-267753
www.atheneu.com.br

A DIETA SAUDÁVEL
MANTENHA O SEU PESO IDEAL

Danielle Machado Ribeiro dos Santos
Nutricionista graduada pela
Universidade Anhembi Morumbi
Especialista em Nutrição Clínica pelo
Centro Universitário São Camilo

Atheneu
São Paulo • Rio de Janeiro • Ribeirão Preto • Belo Horizonte

EDITORA ATHENEU

São Paulo — Rua Jesuíno Pascoal, 30
Tel.: (11) 2858-8750
Fax: (11) 2858-8766
E-mail: atheneu@atheneu.com.br

Rio de Janeiro — Rua Bambina, 74
Tel.: (21) 3094-1295
Fax: (21) 3094-1284
E-mail: atheneu@atheneu.com.br

Ribeirão Preto — Rua Barão do Amazonas, 1.435
Tel.: (16) 3323-5400
Fax: (16) 3323-5402

Belo Horizonte — Rua Domingos Vieira, 319 — Conj. 1.104

PRODUÇÃO EDITORIAL: Sandra Regina Santana

Dados Internacionais de Catalogação na Publicação (CIP)
(Câmara Brasileira do Livro, SP, Brasil)

Santos, Danielle Machado Ribeiro dos
  A dieta saudável – mantenha o seu peso ideal / Danielle Machado Ribeiro dos Santos. – São Paulo: Editora Atheneu, 2009.

  Bibliografia
  ISBN 978-85-388-0002-6

  1. Dietas para emagrecer - Receitas 2. Dietética 3. Emagrecimento 4. Hábitos alimentares 5. Nutrição - Aconselhamento 6. Qualidade de vida I. Título.

08-10560   CDD-613.25

Índices para catálogo sistemático:

1. Emagrecimento: Receitas: Dietética: Promoção da saúde 613.25
2. Emagrecimento: Reeducação alimentar: Dietética: Promoção da saúde 613.25
3. Emagrecimento: Qualidade de vida: Dietética: Promoção da saúde 613.25

SANTOS; D. M. R.
A dieta saudável – mantenha o seu peso ideal
©Direitos reservados à Editora ATHENEU — São Paulo, Rio de Janeiro, Ribeirão Preto, Belo Horizonte, 2009

Dedicatória

Aos meus pais, Ricardo e Monica, por todo o amor,
pelo apoio e por investirem em minha formação.

A minha irmã e grande amiga Juliana,
minha maior incentivadora,
por acreditar em minha competência
e por me mostrar que sempre podemos
nos superar e atingir nossos objetivos.

A todos os meus familiares,
amigos e pacientes dedico este livro
com muito amor e carinho.

Agradecimentos

Aos professores do curso de Nutrição da Universidade Anhembi Morumbi e do curso de Especialização em Nutrição Clínica do Centro Universitário São Camilo, por compartilharem todo o seu conhecimento e por sempre me incentivarem a seguir, cada vez mais apaixonada, a carreira de nutricionista.

Ao Prof. Dr. Antonio Carlos Lopes, pela oportunidade a mim oferecida e pela confiança em meu trabalho, bem como por sempre contribuir com gestos e palavras de incentivo.

Aos meus pacientes, fonte de estímulo à incessante busca do conhecimento.

A Deus, pela oportunidade de ajudar o próximo a alcançar uma melhor qualidade de vida.

Prefácio

Hoje a obesidade representa uma séria epidemia em todo o mundo. Sabe-se que ela habitualmente está associada à hipertensão arterial sistêmica, à dislipidemia, ao diabetes melito, à doença arterial coronária e às complicações osteoarticulares, agravando o prognóstico dessas entidades mórbidas.

Todos têm consciência da necessidade da manutenção do peso ideal, porém muitos fazem uso de medicamentos nocivos à saúde e submetem-se a uma dieta habitualmente inadequada e de difícil adesão.

A nutricionista Danielle Machado Ribeiro dos Santos, estudiosa do assunto, apresenta-nos de forma didática, e com versículo adequado, esta monografia, cuidadosamente elaborada, visando à orientação correta e, portanto, saudável, de todos aqueles que desejam e/ou necessitam perder peso. Embora não tenha havido intenção de esgotar o assunto, ele é apresentado de forma bastante abrangente, com os capítulos didaticamente ordenados, o que facilita a compreensão dos seus objetivos.

Certamente se trata de um manual de grande utilidade para todos os que, sob aconselhamento médico, necessitam de orientação nutricional adequada.

Parabéns a Danielle, por legar à nossa comunidade tão importante trabalho, no qual se pode notar de forma evidente sua experiência clínica adquirida ao lado dos pacientes.

Prof. Dr. Antonio Carlos Lopes
Prof. Titular de Clínica Médica da Unifesp – EPM
Presidente da Sociedade Brasileira de Clínica Médica

Sumário

Introdução 1

Para entender alguns conceitos 3

Para conhecer os nutrientes 5

Primeiro passo:
Calcular seu peso ideal 17

Segundo passo:
Calcular as calorias (kcal) da sua dieta 21

Terceiro passo:
Regras para uma alimentação saudável 23

Quarto passo:
"Montar" sua dieta 27

Receitas para variar a dieta 45

Bibliografia 201

Índice remissivo 203

INTRODUÇÃO

Todos sabemos que alimentação e saúde estão intimamente ligadas. "Comemos para viver." Trata-se de uma verdade simples e óbvia: precisamos de comida para realizar todas as atividades básicas do dia-a-dia. Mas também podemos comer bem para viver bem e viver mais.

De acordo com os dados da segunda etapa da Pesquisa de Orçamentos Familiares (POF) 2002-2003 do IBGE, a freqüência do excesso de peso na população supera em 8 vezes o déficit de peso entre as mulheres e em 15 vezes o da população masculina. Em um total de 95,5 milhões de pessoas de 20 anos de idade ou mais, 4,0% apresentam déficit de peso e 40,6%, excesso de peso, das quais 10,5 milhões são consideradas obesas.

Ao fazer as escolhas certas, você pode, além de colaborar com a manutenção de um peso corporal adequado, colaborar com a prevenção das doenças que acompanham o envelhecimento. Uma alimentação saudável, associada à atividade física regular e à eliminação do tabagismo, pode eliminar 80% dos casos de doença cardiovascular e 70% de alguns tipos de câncer. Ao contrário, uma alimentação inadequada pode aumentar as chances do desenvolvimento de alguns tipos de câncer, doenças cardiovasculares, diabetes e distúrbios do sistema digestório.

Para piorar ainda mais a situação, diariamente somos bombardeados com inúmeros conselhos contraditórios sobre alimentação. Os jornais e os programas de televisão apresentam os resultados dos mais recentes estudos sobre nutrição. As revistas promovem as dietas da moda, com testemunhos sinceros, e, quase diariamente, chega às prateleiras das livrarias um novo livro de dieta ou nutrição com uma proposta milagrosa. Até os supermercados e as lanchonetes oferecem conselhos alimentares, bem como inúmeros *sites* da Internet. Essa mistura de informações transforma-se rapidamente em frustração.

Esteja ciente de que dietas ou fórmulas milagrosas não existem, caso contrário não encontraríamos a prevalência de sobrepeso e obesidade que afronta o mundo inteiro. Posso afirmar isso não só pela minha formação profissional, mas também por ter vivenciado durante 16 anos a difícil "briga com a balança". Sempre convivi com o excesso de peso e, na adolescência, quando essa realidade mais incomoda, decidi que iria emagrecer. Fazia todos os tipos de dieta existentes no mercado e, quando perdia peso, voltava a recuperá-los após o término da dieta. Cansada, aos 16 anos de idade, aderi ao tratamento medicamentoso, que muitas vezes ajuda, dá aquele "empurrãozinho", porém sempre vem acompanhado dos efeitos colaterais. Se não fosse a reeducação alimentar, não iria conseguir perder 25 kg e manter esse peso até hoje. Faz quase 10 anos que perdi peso e hoje, nutricionista, estou apta passar meus conhecimentos e experiência para todos que precisam perder peso.

Saiba que o nutricionista é o profissional capacitado para adequar a alimentação às necessidades nutricionais individuais, aplicando a nutrição como "ciência e arte" e auxiliando na prevenção e promoção da saúde e no tratamento de doenças por meio da dietoterapia.

PARA ENTENDER ALGUNS CONCEITOS

ALIMENTOS

Alimentos são todas as substâncias sólidas e líquidas que, no tubo digestivo, são digeridas, depois absorvidas e usadas para formar ou manter os tecidos do corpo, regular processos orgânicos e fornecer energia.

NUTRIENTES

Nutrientes são todas as substâncias químicas que fazem parte dos alimentos e que são absorvidas pelo organismo, sendo indispensáveis para o seu funcionamento. Assim, os alimentos são digeridos para que os nutrientes sejam absorvidos (processo pelo qual os nutrientes chegam ao intestino e passam para o sangue).

Os nutrientes são divididos em dois grandes grupos: macronutrientes – nutrientes dos quais o organismo precisa em grandes quantidades, são amplamente encontrados nos alimentos e fornecem energia (carboidratos, gorduras e proteínas); e micronutrientes – nutrientes que o organismo não precisa absorver em grandes quantidades, são encontrados nos alimentos em concentrações pequenas (vitaminas e minerais) e não fornecem energia, o que não diminui sua importância, pois são essenciais para o bom funcionamento de nosso organismo.

CALORIA

A caloria é a unidade de calor usada na nutrição. Essa unidade de calor é a medida de energia liberada a partir da "queima" do alimento, que é então utilizada pelo corpo. Cada nutriente fornece diferentes quantidades de energia (caloria). Assim, os alimentos são divididos em grupos, pelas semelhanças que apresentam, sendo uma delas a concentração de nutrientes.

PESO CORPORAL

É muito importante entender que, para manter o peso corporal, você deve ingerir a mesma quantidade de calorias que você gasta: para ganhar peso, ingerir mais calorias do que você gasta; para perder peso, ingerir menos calorias do que você gasta.

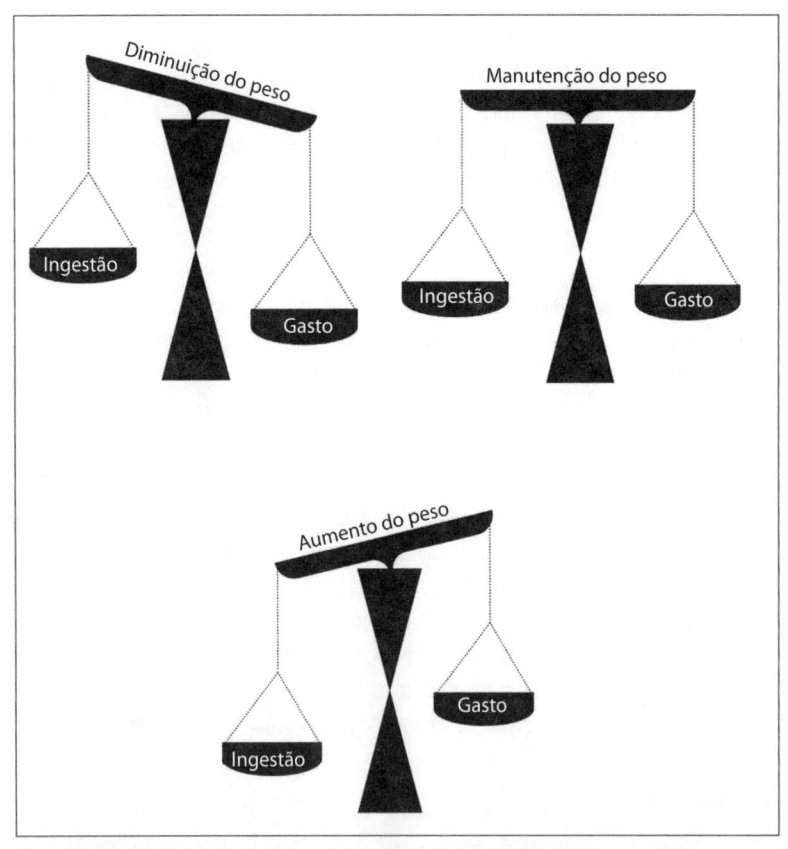

FIG. 1 – Para interferir no gasto de calorias, podemos utilizar a atividade física e, para interferir na ingestão de calorias, devemos adequar nossa dieta.

PARA CONHECER OS NUTRIENTES

MACRONUTRIENTES

Carboidratos

Os carboidratos são nutrientes cuja principal função é fornecer energia para o nosso organismo. A ingestão de carboidratos evita que as proteínas dos tecidos sejam usadas para o fornecimento de energia, já que esta tem outras funções mais importantes. Quando isso ocorre, há comprometimento do crescimento e reparo dos tecidos, que são as funções importantes das proteínas. A glicose carboidrato simples e também o resultado da digestão dos carboidratos complexos é a principal fonte de energia para o cérebro e única fonte de energia para as hemácias (glóbulos vermelhos), células responsáveis pelo transporte de oxigênio.

Os carboidratos podem ser simples ou complexos. Os simples são moléculas menores de carboidratos e estão presentes em alimentos como o açúcar e o mel; podem também ser resultado da digestão dos carboidratos complexos. Os carboidratos complexos são moléculas maiores, que precisam ser transformadas em carboidratos simples, durante a digestão, para que possam ser absorvidos. Os carboidratos complexos estão presentes nos cereais e seus derivados e nos tubérculos (batata, mandioca, cará, inhame).

Os cereais são grãos, sementes que dão em cachos. São formados por uma camada rica em amido (carboidrato complexo), chamada endosperma, e pelo germe e pericarpo (casca), partes ricas em fibras e também proteínas, vitaminas e minerais. São eles: arroz, trigo, milho, aveia, centeio e cevada.

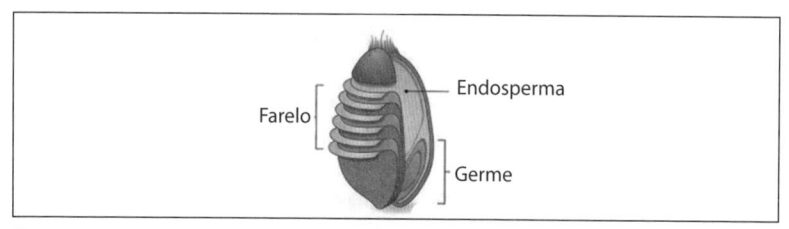

FIG. 1 – Parte comestível do grão que é formada por 3 camadas.

Os cereais podem ser classificados em refinados e integrais. Os integrais, o grão na sua forma intacta, não processada, são ricos em fibras, além de ofertarem proteínas, vitaminas e minerais. No entanto, não temos o costume de consumir os cereais integrais e sim na sua forma processada (refinado), na qual são retiradas as camadas dos grãos ricas em fibras e proteínas, vitaminas e minerais, sobrando apenas a camada rica em amido.

Carga glicêmica

O índice glicêmico (IG) é um indicador de qualidade do carboidrato quanto à sua habilidade em aumentar e/ou influenciar a concentração de açúcar no sangue (glicemia). Quanto maior o índice glicêmico, maior o aumento da glicemia e vice-versa.

O aumento da glicose no sangue estimula a secreção de insulina, um hormônio produzido por nosso organismo para manter a concentração de glicose no sangue dentro da faixa de normalidade (entre 70 e 99 mg/100 ml de sangue). Quando ocorre grande elevação dos níveis de glicose no sangue, a secreção excessiva de insulina promove um aumento da captação da glicose, ou seja, diminuição da concentração de glicose no sangue. Nosso organismo responde a essa queda liberando glucagon (hormônio cuja função é "fornecer" glicose para o sangue, a fim de evitar a hipoglicemia). O problema é que, quando a queda é muito rápida, não há tempo para que o glucagon cumpra sua "missão" de elevar o nível de glicose ao nível normal, o que resulta em uma hipoglicemia reativa (quando a concentração de glicose no sangue cai abaixo da faixa de normalidade). A hipoglicemia reativa é caracterizada por sono, fome, letargia, falta de energia e menor atividade mental. Por isso, um aumento excessivo da quantidade de açúcar no sangue não é bom. Além do mais, pode aumentar o risco de desenvolver diabetes e doenças cardiovasculares.

Entretanto, o conceito de índice glicêmico tem uma falha, porque não só a qualidade do carboidrato (IG) como também a quantidade ingerida exercem influência sobre a concentração de glicose no sangue. Por isso, pesquisadores da Universidade de Harvard criaram o conceito de carga glicêmica (CG), que combina a quantidade de carboidratos consumida com sua qualidade (IG), predizendo com mais firmeza o seu impacto sobre a concentração de glicose no sangue.

Se a carga glicêmica consumida for realmente alta (curva preta da Fig. 2), o exagerado aumento da concentração de glicose no sangue estimulará a liberação excessiva de insulina, o que produzirá uma rápida queda da glicose no sangue.

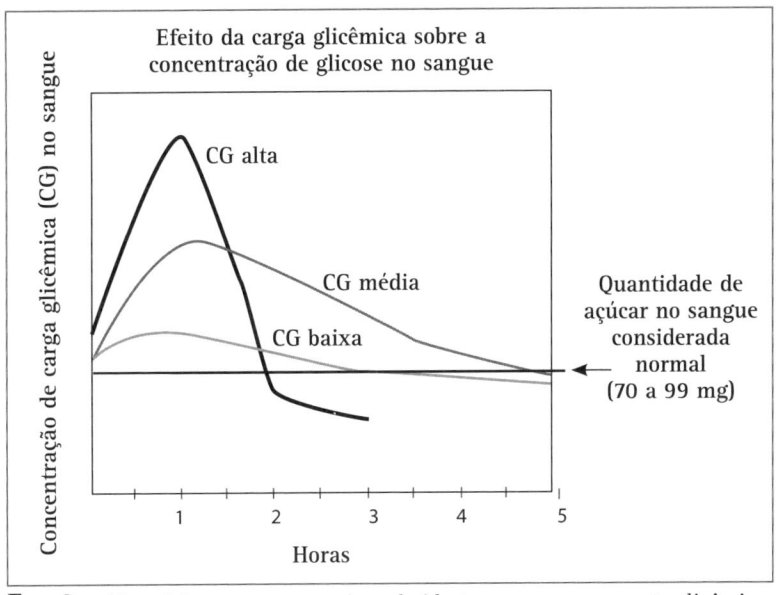

FIG. 2 – Na prática, para consumir carboidratos com menor carga glicêmica, basta dar preferência aos integrais e não abusar da quantidade.

Essa queda rápida e acentuada do nível de glicose no sangue ocorre por volta de 2 horas depois de ingerida uma refeição de carga glicêmica alta. A principal consequência é que ficamos com uma fome descontrolada. A outra consequência é uma redução de nosso desempenho físico e intelectual como consequência da sensação de fadiga e sonolência.

Gorduras e colesterol

As gorduras ou lipídeos também são fornecedores de energia, além dos carboidratos. Também são responsáveis por proteger os órgãos contra lesões, manter a temperatura do corpo, ajudar na absorção e no transporte de algumas vitaminas (A, D, E e K) e produzir uma sensação de saciedade depois das refeições.

As gorduras podem ser tanto de origem animal quanto vegetal. As de origem animal geralmente são sólidas à temperatura ambiente, e as de origem vegetal são líquidas.

Já o colesterol não é um tipo de gordura, e sim um composto parecido com esse nutriente e que participa de vários processos orgânicos envolvendo as gorduras. Conhecido como um vilão, o colesterol também tem importantes funções, como estruturação das células e formação de hormônios e vitamina D. O colesterol só será prejudicial quando ingerido em excesso, pois, acumulado no sangue, pode aderir às paredes dos vasos sangüíneos e obstruir a passagem do sangue, o que aumenta o risco de doenças cardiovasculares. Existem dois tipos de colesterol, o "bom" e o "ruim". O colesterol "ruim", chamado de LDL, é aquele que se acumula no sangue, o que o torna prejudicial. O "bom" colesterol, chamado de HDL, é responsável por retirar o colesterol "ruim" do sangue e levá-lo até o fígado para ser destruído. Todos nós temos os dois tipos de colesterol, e existe um nível sangüíneo normal para cada um deles (quanto mais HDL e menos LDL, melhor).

É de extrema importância saber que não é só o colesterol encontrado nos alimentos que aumenta o colesterol sangüíneo; dependendo do tipo de gorduras que ingerimos, a concentração sangüínea desses elementos pode aumentar ou diminuir.

As gorduras, quando digeridas, transformam-se em ácidos graxos (moléculas menores de gordura); nos alimentos, os ácidos graxos podem ser encontrados em três formas: poliinsaturados, monoinsaturados e saturados. Os ácidos graxos poliinsaturados são importantes para o organismo porque diminuem o colesterol "ruim". Encontramos os poliinsaturados principalmente nos peixes e em óleos vegetais, como os de soja, canola, girassol, açafrão, milho e oliva. Os ácidos graxos monoinsaturados são encontrados no azeite de oliva, no abacate e no óleo de canola. Assim como os poliinsaturados, também diminuem o colesterol "ruim", mas, além disso, conseguem aumentar o colesterol "bom". Segundo alguns estudos, é possível inclusive afirmar que os ácidos graxos monoinsaturados têm um efeito mais eficaz do que os poliinsaturados.

Os ácidos graxos saturados são os responsáveis pelo aumento de colesterol sangüíneo. Algumas fontes desses ácidos são banha, manteiga, gema do ovo, carnes em geral, vísceras, óleo de coco e frituras. Essa classificação é importante, pois, dependendo do tipo e da quantidade de ácidos graxos que ingerimos, alguns lipídeos e o colesterol são ou não acumulados no organismo. Por isso, a leitura do rótulo dos produtos é muito importante para que possamos conhecer os ingredientes dos alimentos e escolher o melhor para nosso caso. Mas atenção: quando aquecemos os óleos vegetais, boa parte da gordura insaturada transforma-se em gordura saturada.

Outra importante classificação de gorduras é feita segundo sua essencialidade. Um nutriente é chamado "essencial" quando o organismo não consegue produzi-lo, devendo, então, ser fornecido pela alimentação. Já os "não essenciais" podem ser produzidos pelo organismo e, portanto não precisam ser fornecidos pela dieta. Os ácidos graxos essenciais são os poliinsaturados das famílias denominadas ômega 3 e ômega 6. Esses tipos de gordura são necessários para o desenvolvimento cerebral em fetos e para a manutenção da integridade das membranas celulares, além de participarem ativamente do sistema imunológico (melhorando ou deprimindo a resposta imune), reduzirem os níveis de gorduras do sangue (prevenindo doenças cardiovasculares e aumento da pressão arterial) e melhorarem a circulação sangüínea, entre outras funções. São encontrados principalmente em animais marinhos, óleos de peixe e óleos vegetais.

Proteínas

As proteínas são componentes necessários para o crescimento, a construção e a reparação dos tecidos do nosso corpo. Elas fazem parte da constituição de qualquer célula, sejam células nervosas no cérebro, células sangüíneas (hemácias), células dos músculos, coração, fígado, das glândulas produtoras de hormônio ou quaisquer outras. As proteínas participam ainda da composição dos anticorpos do sistema imunológico corporal, de inúmeros processos metabólicos e de muitas outras funções do corpo.

O excesso de consumo de proteína pode causar prejuízos, como a sobrecarga de trabalho no fígado e nos rins, aumento da excreção de cálcio e de outros minerais. Como os carboidratos ou as gorduras, o excesso de calorias na forma de proteínas também se transforma em gordura, que é depositada nos tecidos. Quem pratica exercícios mais pesados, como musculação, raramente irá precisar de suplementação de proteínas, pois a ingestão aumentada de alimentos irá garantir a quantidade de proteínas necessária ao bom funcionamento do organismo.

As proteínas são constituídas de substâncias chamadas de aminoácidos; ao todo, existem 21 aminoácidos, divididos em dois grupos: aminoácidos essenciais – que o organismo não consegue produzir em quantidade adequada para satisfazer as necessidades do organismo e por isso devem ser obtidos por meio da dieta; e aminoácidos não essenciais – que o organismo consegue produzir quando necessário. Com base nessa classificação, podemos dividir as proteínas em dois grandes grupos: proteínas de alto valor biológico – que contêm todos aos aminoácidos essenciais, que são as proteínas de origem animal (encontradas nas carnes, no leite e substitutos e em ovos); e as proteínas de baixo valor biológico – que não possuem todos os aminoácidos essenciais, que são as proteínas de origem vegetal (encontradas nas leguminosas).

CALORIAS POR GRAMA DE NUTRIENTE

Cada nutriente fornece uma quantidade de energia: os carboidratos e as proteínas fornecem 4 calorias por grama, e as gorduras, 9 calorias por grama.

MICRONUTRIENTES

Vitaminas

As vitaminas são importantes na regulação de diversas funções do nosso organismo, ou seja, são indispensáveis para o seu bom funcionamento. Podemos encontrar as vitaminas em frutas, vegetais e alimentos de origem animal.

O organismo precisa de quantidades muito pequenas de vitaminas para realizar as suas funções vitais. Para garantir o consumo adequado de todas as vitaminas, basta manter uma alimentação equilibrada, isto é, saudável. Assim, a suplementação alimentar, na maioria das vezes, não é necessária, pois, como a deficiência, o consumo excessivo de vitaminas também pode ser prejudicial. Mas atenção: o fato de precisarmos de vitaminas apenas em pequena quantidade não significa que não precisamos nos preocupar se a nossa alimentação está ou não nos fornecendo as vitaminas necessárias para uma vida saudável. Na verdade, quando nossa alimentação está desequilibrada, facilmente apresentamos carências de micronutrientes (tanto de vitaminas quanto de minerais). Isso pode acontecer porque o organismo humano não possui a capacidade de fazer reservas de micronutrientes. O excesso é tóxico e a grande parte é eliminada por fezes ou urina. Assim, se passamos por longos períodos de alimentação incorreta, certamente vamos apresentar carências de vitaminas e minerais.

Tabela 1 – Vitaminas: função e fontes

Vitaminas	Fontes	Funções
A ou Retinol	Gordura do leite, fígado, gema do ovo, manteiga, vegetais verde-escuros (brócolis, couve) e alaranjados (cenoura, abóbora)	Adaptação da visão ao escuro Proteção de pele e mucosas Essencial para o funcionamento dos órgãos reprodutores
D ou Calciferol	Fígado, gema do ovo e leite enriquecido. A exposição aos raios solares também promove a formação dessa vitamina no organismo	Controle da absorção do cálcio e do fósforo e reconstituição dos ossos e dentes
E ou Tocoferol	Óleos vegetais, vegetais verde-escuros, gérmen de trigo, gema do ovo, gordura do leite e nozes	Contribuição para o bom estado dos tecidos Auxílio na digestão das gorduras Função antioxidante
K ou Menadiona	Fígado, óleos vegetais e vegetais verdes. Também é produzida pelas bactérias presentes no intestino	Essencial para coagulação sangüínea Participação no metabolismo de cálcio e ferro
C ou Ácido ascórbico	Acerola, limão, laranja, abacaxi, morango, maracujá e verduras	Auxílio na absorção do ferro Participação na formação do colágeno e no processo de cicatrização Aumento da resistência contra algumas doenças
B1 ou Tiamina	Aves, peixes, leites e substitutos, cereais e verduras	Bom funcionamento dos músculos e do cérebro
B2 ou Riboflavina	Leite e substitutos, cereais, carnes e fígado	Contribuição para o bom estado das mucosas e da visão Aceleração da cicatrização
B3 ou Niacina	Carnes, peixes, amendoim, grãos, ovo, leite e leguminosas	Participação no metabolismo dos carboidratos e das proteínas Essencial nas reações de obtenção de energia
B5 ou Ácido pantotênico	Presente em quase todos os alimentos	Participação na transformação dos nutrientes em energia Importante para o funcionamento do cérebro

B6 ou Piridoxina	Carnes, ovo, leite e fígado	Participação no metabolismo das proteínas e das hemácias (glóbulos vermelhos)
B8 ou Biotina	Carnes, leite, cereais, ovo, nozes e castanhas	Auxílio na digestão das gorduras Participação em várias reações com a vitamina B5
B9 ou Ácido fólico	Frutas, fígado, cereais, verduras cruas e carnes	Fundamental para divisão celular, especialmente das células do sangue Participação no metabolismo do DNA
B12 ou Cianocobalamina	Carnes, peixes, leite e substitutos	Auxílio na formação das hemácias (glóbulos vermelhos) e das moléculas de DNA

Minerais

Podemos encontrar os minerais tanto nos alimentos de origem animal quanto nos de origem vegetal. As melhores fontes alimentares são aquelas nas quais os minerais estão presentes em maior quantidade e são mais bem absorvidos pelo organismo, mais bem aproveitados. Seja qual for a fonte, os minerais são indispensáveis para regular as funções do nosso organismo e compor a estrutura dos nossos ossos e dentes. Como ocorre com as vitaminas, a suplementação de minerais geralmente não é importante, já que a maioria deles está disponível nos alimentos e na água; seu excesso também é prejudicial. Para garantir uma quantidade adequada de todos os minerais, portanto, basta ter uma alimentação balanceada.

Tabela 2 – Vitaminas: função e fontes

	Fontes	Funções
Cálcio	Leite e substitutos, sardinha e mariscos	Essencial para constituição dos ossos e dentes
Fósforo	Leite e substitutos, gema do ovo, carnes, peixes, aves, cereais integrais e feijões	Compõe todas as células do organismo e produtos do metabolismo
Magnésio	Cereais integrais, carnes, leite, vegetais, chocolate	Participação em quase todos os processos orgânicos, ativando as reações
Sódio	Sal de cozinha, alimentos marinhos e alimentos de origem animal	Regulação dos líquidos corporais, a exemplo da pressão sangüínea

Cloro	Sal de cozinha, alimentos marinhos e alimentos de origem animal	Regulação dos líquidos corporais juntamente com o sódio Auxílio no processo de digestão, por ser componente do ácido clorídrico presente no estômago
Potássio	Frutas, leite, carnes, cereais, vegetais e feijões	Regulação dos líquidos corporais Metabolismo dos carboidratos e das proteínas
Enxofre	Alimentos fontes de proteínas (carnes, peixes, aves, ovo, leite e substitutos, feijões e castanhas)	Compõe alguns aminoácidos Antioxidante
Ferro	Carnes, fígado, leguminosas, vegetais verde-escuros, rapadura, melaço, camarão, ostras e grãos integrais	Presente em componentes do sangue e enzimas Auxílio na transferência do oxigênio e na respiração celular Proteção do organismo contra algumas infecções Papel na função cognitiva (atenção, aprendizagem, memória)
Zinco	Fígado, mariscos, farelo de trigo, leite e substitutos e leguminosas	Constitui diversas enzimas e a insulina Metabolismo de ácidos nucléicos (DNA)
Cobre	Fígado, mariscos, feijões, rins, aves, chocolate e castanhas	Constitui algumas enzimas, componentes do sangue e ácidos nucléicos (DNA)
Iodo	Sal de cozinha iodado e alimentos do mar	Relação com os processos da glândula tireóide Participação em reações celulares que envolvem energia, incluindo o metabolismo de nutrientes
Manganês	Frutas, castanhas, leguminosas e folhas de beterraba	Participação em atividades enzimáticas
Flúor	Água potável, chá, arroz, soja, espinafre e frutos do mar	Constitui ossos e dentes Redução das cáries dentárias e perda óssea
Molibdênio	Vísceras, vegetais verde-escuros, cereais integrais e leguminosas	Participação no metabolismo dos carboidratos e das gorduras Prevenção da anemia
Cobalto	Vísceras, aves, mariscos e leite e substitutos	Essencial para o funcionamento normal das células, especialmente da medula óssea, do sistema nervoso e gastrointestinal
Selênio	Castanhas, vegetais, carnes e leite e substitutos	Associação com o metabolismo das gorduras e da vitamina E Antioxidante
Cromo	Óleo de milho, mariscos, cereais integrais, carnes e água potável	Associação com o metabolismo da glicose

A IMPORTÂNCIA DOS NUTRIENTES

Todos os nutrientes (macro e micronutrientes) são essenciais, e cada um deles apresenta um papel fundamental para o organismo. Assim, nenhum nutriente é mais ou menos importante que o outro. Todos eles são necessários para garantir a nossa saúde.

FIBRAS

As fibras são substâncias que também estão presentes nos alimentos. Elas não são consideradas nutrientes porque não são absorvidas pelo organismo. Mesmo assim, são essenciais para manter o bom funcionamento do intestino, prevenir o câncer intestinal, aumentar a saciedade durante a refeição (quanto mais fibra uma refeição tiver, maior é a saciedade, que ocorre mais rapidamente e dura mais tempo), diminuir o nível de açúcar do sangue (ajudando no tratamento, controle e prevenção da diabetes) e reduzir os níveis do colesterol, prevenindo então doenças cardiovasculares, entre outras funções. Concluindo: as fibras são as partes dos vegetais que o organismo humano não digere.

As fibras podem ser classificadas em solúveis e insolúveis.

As fibras solúveis dissolvem-se na água e tornam-se viscosas. São elas as responsáveis pela diminuição dos níveis de açúcar no sangue e do colesterol; são responsáveis também pela maior saciedade e por regular o trânsito intestinal. Podem ser encontradas na aveia, no feijão e nas frutas.

As fibras insolúveis não se dissolvem nem com a mastigação; a maior parte passa inalterada pelo tubo digestivo, ou seja, é eliminada na mesma forma em que foi consumida. Como a fibra solúvel, é essencial para o melhor funcionamento do intestino. Podem ser encontradas nas frutas, principalmente com a casca e/ou o bagaço, e nos vegetais folhosos, preferencialmente crus. Também são fontes desses componentes os grãos e cereais integrais.

Recomendações de fibras

As recomendações diárias de fibra podem ser facilmente atingidas mantendo-se uma dieta rica em vegetais e alimentos integrais.

ÁGUA

Para se ter uma idéia da importância da água para o nosso organismo, basta uma informação: a água é a responsável por cerca de 70% do nosso peso corporal. Não é por acaso. A água possui inúmeras funções essenciais para o nosso organismo:

- principal solvente do organismo, possibilita a ocorrência das reações químicas;
- transporta nutrientes, moléculas e outras substâncias orgânicas;
- essencial em processos fisiológicos, desde a digestão até a absorção e excreção de substâncias;
- lubrificante nos processos de mastigação, deglutição, excreção e nas articulações, entre outros;
- auxilia na regulação da temperatura corporal;
- necessária para o bom funcionamento dos rins, intestino e sistema circulatório;
- mantém o equilíbrio dos líquidos corporais.

É por essas e outras razões que a água é tão importante para nós. Todos os alimentos contêm água, uns mais, outros menos. As melhores fontes de água são a própria água, que deve ser tratada adequadamente; os alimentos líquidos, como leite, sucos e bebidas; e os alimentos sólidos, como verduras, frutas e carnes.

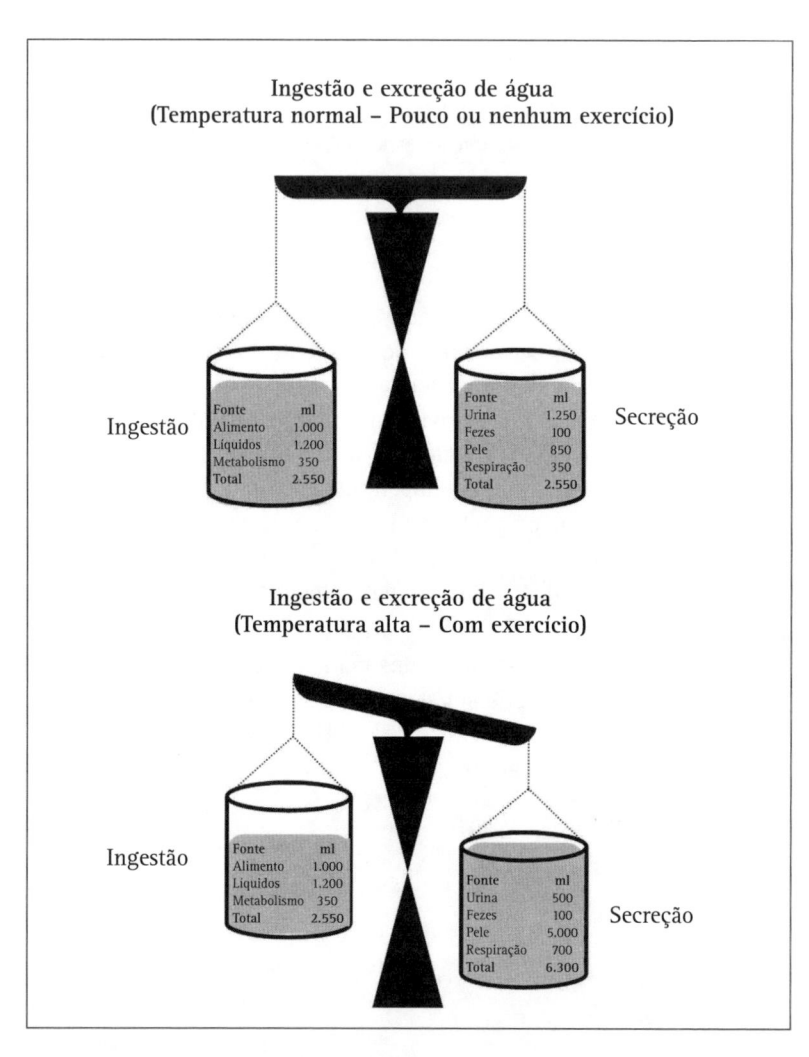

Ingestão e excreção de água
(Temperatura normal – Pouco ou nenhum exercício)

Ingestão

Fonte	ml
Alimento	1.000
Líquidos	1.200
Metabolismo	350
Total	2.550

Secreção

Fonte	ml
Urina	1.250
Fezes	100
Pele	850
Respiração	350
Total	2.550

Ingestão e excreção de água
(Temperatura alta – Com exercício)

Ingestão

Fonte	ml
Alimento	1.000
Líquidos	1.200
Metabolismo	350
Total	2.550

Secreção

Fonte	ml
Urina	500
Fezes	100
Pele	5.000
Respiração	700
Total	6.300

FIG. 3 – Recomendações de água: qual é a quantidade de água que devemos tomar a cada dia? Como pudemos ver acima, isso dependerá do clima, da atividade física e também do estado fisiológico, da faixa etária e da dieta seguida pelo indivíduo. A recomendação geral é de oito copos de água por dia.

PRIMEIRO PASSO: CALCULAR SEU PESO IDEAL

Vamos descobrir o seu peso ideal. Para isso, usamos dois conceitos: compleição física e índice de massa corporal (IMC).

COMPLEIÇÃO FÍSICA

Avalia se a sua constituição física é grande, média ou pequena. É a razão entre sua altura em centímetros (cm) e a circunferência do seu punho dominante, punho que você usa para escrever, também em centímetros (cm).

> Compleição física = Altura (cm) / Circunferência do punho (cm)

Com o resultado do cálculo acima, você poderá descobrir se sua compleição física é grande, média ou pequena.

Tabela 1 – Compleição física

Compleição corporal	Grande	Média	Pequena
Homens	< 9,6	9,6-10,4	> 10,4
Mulheres	< 10,1	10,1-11,0	> 11,0

Fonte: Grant, 1980.

EXEMPLO:
Mulher adulta
Altura = 156 cm
Circunferência do punho dominante = 14,5 cm

> Compleição física = 156/14,5
> Compleição física = 10,75

O valor 10,75 corresponde à compleição física média.

ÍNDICE DE MASSA CORPORAL (IMC)

O IMC avalia se o seu peso está adequado à sua altura e faixa etária.
Ele é a razão entre o seu peso em quilogramas (kg) e a sua altura em metros (m) ao quadrado.

$$IMC = \text{Peso atual (kg)} / \text{Altura (m)} \times \text{Altura (m)}$$

Com o resultado obtido no cálculo acima, você poderá identificar se seu peso está adequado ou não.

Tabela 2 – Peso adequado

ADULTOS*		IDOSOS**	
IMC (kg/m²)	Classificação	IMC (kg/m²)	Classificação
Abaixo de 16,0	Desnutrição grau III	Abaixo de 22,0	Magreza
16,0-16,9	Desnutrição grau II		
17,0-18,4	Desnutrição I		
18,5-24,9	Normalidade	22,0 – 27,0	Normalidade
25,0-29,9	Sobrepeso		
30,0-34,9	Obesidade grau I		
35,0-39,9	Obesidade grau II		
Acima de 40,0	Obesidade grau III	Acima de 27,0	Excesso de peso

* Organização Mundial de Saúde (OMS), 1995 e 1997.
** Lipschitz, 1994.

EXEMPLO:
Mulher adulta
Peso atual = 50 kg
Altura = 1,56 m

$$IMC = 50 / (1,56 \times 1,56)$$
$$IMC = 50 / 2,4336$$
$$IMC = 20,54$$

O valor 20,54 corresponde à normalidade.

Se o peso atual não estiver adequado, deve-se então calcular o peso ideal, que também é calculado com base no IMC.

A faixa do IMC classificada como normalidade para o indivíduo adulto varia do IMC 18,5 a 24,9. Portanto, para calcular o peso mínimo ($P_{mín}$) considerado saudável e o peso máximo ($P_{máx}$) considerado saudável, basta multiplicar a altura em metros (m) ao quadrado pelo IMC mínimo ($IMC_{mín}$) considerado normal, para saber o peso mínimo considerado saudável, e multiplicar a altura em metros (m) ao quadrado pelo IMC máximo ($IMC_{máx}$) considerado normal, para saber o peso máximo considerado saudável. Não esquecer que, no caso dos idosos, a faixa da normalidade varia do IMC 22 a 27.

$$P_{mín} = IMC_{mín} \times (Altura \times Altura)$$
$$P_{máx} = IMC_{máx} \times (Altura \times Altura)$$

EXEMPLO:
Mulher adulta
Altura = 1,56 m

$$P_{mín} = 18,5 \times (1,56 \times 1,56)$$
$$P_{mín} = 18,5 \times 2,4336$$
$$P_{mín} = 45,02 \text{ Kg}$$

$$P_{máx} = 24,9 \times (1,56 \times 1,56)$$
$$P_{máx} = 24,9 \times 2,4336$$
$$P_{máx} = 60,59 \text{ Kg}$$

Sempre devemos arredondar o valor obtido para o $P_{mín}$ para cima (46 kg) e, para o $P_{máx}$, sempre arredondamos o valor sempre para baixo (60 kg). Ou seja, o peso adequado para o indivíduo do exemplo pode variar de 46 a 60 kg.

Como se pode perceber, é uma faixa de normalidade bastante ampla; assim, para obter um resultado mais próximo do correto, associamos esse resultado à compleição física.

Quando a compleição física for pequena, o peso ideal fica próximo do valor obtido no cálculo do $P_{mín}$; quando a compleição física for média, o peso ideal é baseado na média entre os valores do $P_{mín}$ e $P_{máx}$; e, quando a compleição física for grande, o peso ideal fica próximo ao valor encontrado no cálculo do $P_{máx}$.

EXEMPLO:
Compleição física = média
$P_{mín}$ = 46 kg
$P_{máx}$ = 60 kg

Vamos analisar o exemplo de

$$\text{Peso ideal} = (60 + 46) / 2$$
$$\text{Peso ideal} = 53 \text{ kg}$$

uma mulher adulta com peso atual de 50 kg, altura igual a 1,56 m, compleição física média, peso mínimo considerado saudável 46 kg, peso máximo considerado saudável 60 kg e peso ideal igual a 53 kg.

Essa mulher do exemplo deve então aumentar de peso para atingir seu o peso ideal? Não! Se, com o peso atual de 50 kg, a mulher desse exemplo se mantém na faixa de normalidade, está saudável e feliz com seu corpo, não há por que aumentar o peso para atingir o ideal calculado. Afinal, 50 kg não é um valor muito menor do que o do peso ideal.

Mas atenção: se o peso atual estiver próximo ao P_{min} e o peso ideal próximo ao $P_{máx}$, ou vice-versa, indicando uma diferença muito grande, deve-se ponderar e, assim, procurar a opinião de um profissional especializado, nutricionista ou médico.

SEGUNDO PASSO: CALCULAR AS CALORIAS (KCAL) DA SUA DIETA

Calcular a quantidade de calorias da sua dieta para perder peso é muito simples. O cálculo é baseado em um total de 15 a 20 kcal por quilograma de peso, ou seja, basta multiplicar 15 a 20 kcal pelo seu peso atual em kg.

O aconselhável é reduzir progressivamente a quantidade de calorias, evitando valores inferiores a 1.000 kcal por dia. Portanto, devemos sempre iniciar a dieta calculando 20 kcal por quilograma de peso. Se mesmo fazendo a dieta rigidamente não ocorrer a perda de peso, tente novamente com 19 kcal por quilograma de peso, e assim por diante. Mas cuidado: não adianta se enganar antes de diminuir as calorias; pergunte a si mesmo se você seguiu a dieta corretamente!

> Total de calorias por dia = Peso atual (kg) x 20 kcal

EXEMPLO:

Vamos supor que o exemplo citado tenha ganhado 6 kg, passando a pesar 56 kg, e precisa, então, atingir o seu peso ideal de 53 kg ou mesmo o seu peso anterior de 50 kg.

> kcal por dia = 20 x 56
> kcal = 1.120

O total de calorias consumidas diariamente deve ser igual a 1.100 kcal.

Sabemos que seguir uma dieta é bastante difícil; estamos sempre expostos a tentações e prazeres que, apesar de influenciar negativamente nosso peso e muitas vezes a saúde, fazem muito bem à mente. Assim, recomendo dividir o total de calorias em calorias fixas, correspondendo a 90% do total de calorias, e calorias livres, correspondendo a 10% do total de calorias diárias.

EXEMPLO:

Calorias fixas = 1.100 x 0,9
Calorias fixas = 990 kcal

Calorias livres = 1.100 x 0,1
Calorias fixas = 110 kcal

TERCEIRO PASSO: REGRAS PARA UMA ALIMENTAÇÃO SAUDÁVEL

Agora que sabemos quantas calorias se deve consumir, é preciso entender como formular sua dieta. Para isso, leia atentamente as regras a seguir.

INICIALMENTE

1. Estabelecer e respeitar os horários das refeições.
2. Realizar diariamente 5 a 6 refeições, ou seja, realizar lanches intermediários entre as refeições principais, não permanecendo mais de 3 a 4 horas sem comer.
3. Incluir nas refeições principais pelo menos um alimento **regulador** (fonte de vitaminas e minerais – hortaliças e frutas); um **energético** (fonte de carboidratos – cereais e derivados e tubérculos); e um **construtor** (fonte de proteína – carnes, ovos e lácteos).
4. Incluir pelo menos um alimento **funcional** ao dia (fonte de gorduras insaturadas – óleos vegetais e sementes oleaginosas).

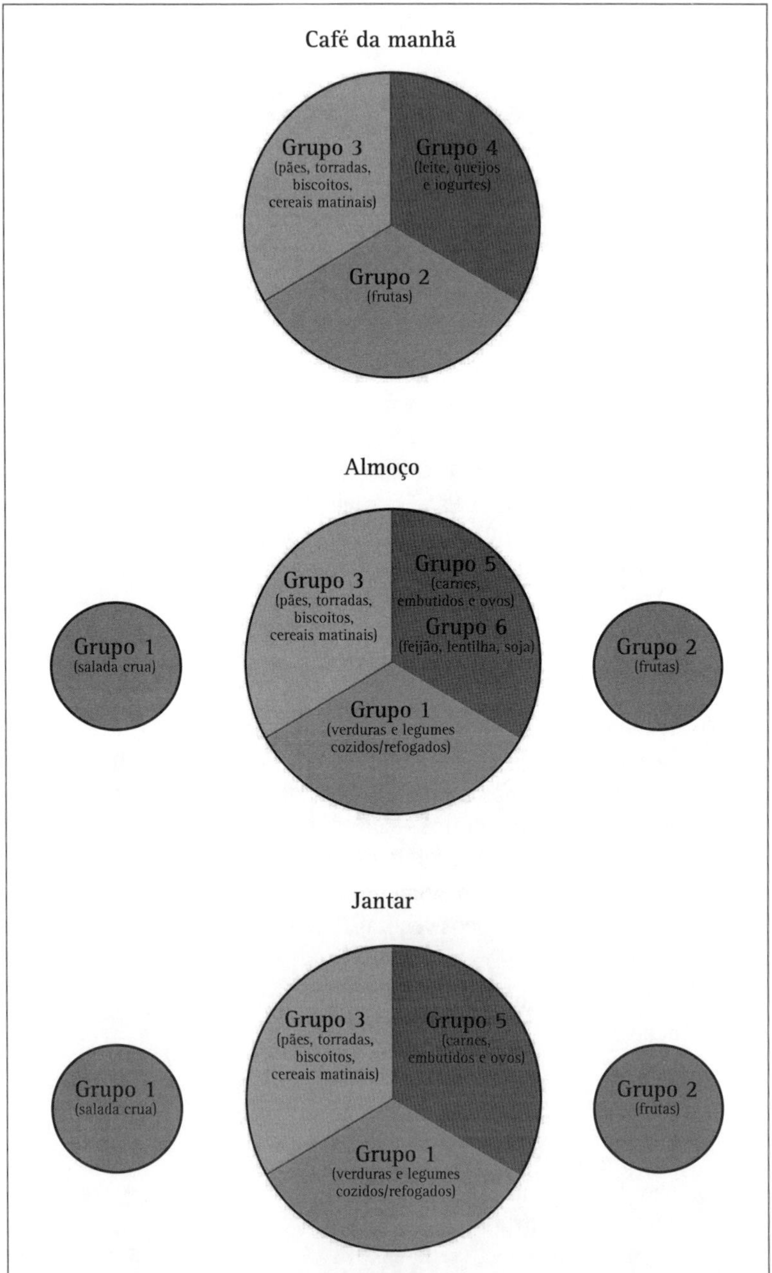

FIG. 1 – Como montar uma refeição principal.

- Os alimentos reguladores não apresentam subdivisões e todas as opções são adequadas.
- Os alimentos energéticos, fontes de carboidratos, são divididos em integrais e refinados; dê preferência aos integrais, pois estes possuem menor carga glicêmica em relação aos refinados – e não abuse da quantidade.
- Os alimentos construtores, fonte de proteínas, são divididos em fontes de ferro (carnes, ovos e leguminosas) e fontes de cálcio (leite, queijos e iogurtes). Alimentos fontes de ferro e fontes de cálcio não devem ser consumidos em uma mesma refeição, pois isso prejudica a absorção de ambos os nutrientes; assim, dê preferência a consumir os alimentos fontes de ferro no almoço e no jantar, e os alimentos fontes de cálcio no desjejum e nos lanches. Além disso, devemos lembrar que os alimentos fontes de proteína, em sua maioria, são também ricos em gorduras e colesterol; assim, dê preferência às carnes mais magras, aves e peixes sem pele e a lácteos semidesnatados ou desnatados.
- Hoje sabemos que há gorduras boas e ruins. As gorduras ruins são a gordura saturada (responsável pelo aumento do colesterol ruim – LDL), encontrada em alimentos de origem animal; e a gordura trans ou gordura vegetal hidrogenada (responsável pelo aumento do colesterol ruim – LDL, e pela diminuição do colesterol bom – HDL), encontrada em alimentos industrializados e em *fast foods*. As gorduras boas são a gordura poliinsaturada (responsável pela diminuição do colesterol ruim – LDL) e a gordura monoinsaturada (responsável pela diminuição do colesterol ruim – LDL, e pelo aumento do colesterol bom – HDL), e são encontradas nos alimentos que chamamos de funcionais.

O QUE DEVEMOS EVITAR

- **O consumo abusivo de alimentos com alta carga glicêmica:** açúcares e doces, cereais e derivados refinados (pão branco, arroz branco, biscoitos preparados com farinhas brancas etc.) e milho e tubérculos em quantidades exageradas.
- **O consumo abusivo de alimentos ricos em colesterol:** carne de porco e derivados (presunto, salame, mortadela, lingüiça, toucinho, bacon), carne bovina gorda (com gordura aparente), peixes em conserva, frutos do mar (camarão, lagosta, ostra, mexilhão), miúdos e vísceras (fígado, coração, rim), queijos gordurosos (provolone, mussarela, parmesão etc.), maionese, creme de leite, sorvetes à base de leite integral, gema de ovo.

- **O consumo abusivo de alimentos ricos em gordura saturada consumida:** frituras e outras preparações gordurosas, bem como a gordura visível das carnes, creme de leite, molho de maionese, leite integral, queijos gordos (prato, parmesão, provolone, gorgonzola etc.), embutidos (mortadela, presunto, copa, salame, salsicha, lingüiça, paio etc.).
- **O consumo de alimentos que contenham gordura trans:** industrializados – refeições congeladas, pipoca de microondas, biscoitos, salgadinhos e *snacks*, bolos prontos e também *fast food*.
- **O consumo abusivo de alimentos ricos em sódio,** principalmente se você apresentar hipertensão arterial: sal, temperos prontos (caldos concentrados de carne, galinha ou legumes, bem como outros temperos industrializados), realçadores de sabor, enlatados, embutidos, conservas e refeições congeladas.
- **O consumo abusivo de bebidas alcoólicas:** as bebidas alcoólicas são ricas em calorias e pobres em nutrientes (proteínas, vitaminas e minerais).

Por mais que os alimentos citados anteriormente sejam prejudiciais, seu consumo eventual não terá um impacto negativo sobre nossa saúde. Portanto, eventualmente, permita-se consumir tais alimentos, utilizando-se das calorias livres.

As calorias livres da dieta podem ser usadas para ingerir qualquer grupo de alimentos, o que você desejar e no horário que você quiser.

QUARTO PASSO: "MONTAR" SUA DIETA

Para facilitar a "construção" da sua dieta, adotou-se a forma gráfica de uma pirâmide, para veiculação das informações e das regras de uma alimentação saudável, com o estabelecimento de níveis de importância e porções de alimentos. Esta não é a primeira pirâmide a ser criada; em virtude da discordância com alguns fatores das antigas pirâmides, a nova foi desenvolvida com base nas já existentes e com algumas mudanças consideradas pertinentes.

Os alimentos estão distribuídos na pirâmide em seis níveis, sugerindo a maior participação e importância dos alimentos nos grupos da base para o topo da pirâmide. Na base está a água, que deve ser consumida várias vezes ao dia, principalmente entre as refeições; em seguida, no segundo nível, estão os alimentos **reguladores** (fontes de vitaminas e minerais), seguidos pelos alimentos **energéticos** (fontes de carboidratos) no terceiro nível da pirâmide; no quarto nível estão os alimentos **construtores** (fontes de proteínas); no quinto nível, os alimentos **funcionais** (fonte de gorduras mono e poliinsaturadas); e no topo da pirâmide estão alimentos que devem ser consumidos com moderação.

A PIRÂMIDE DE ALIMENTOS

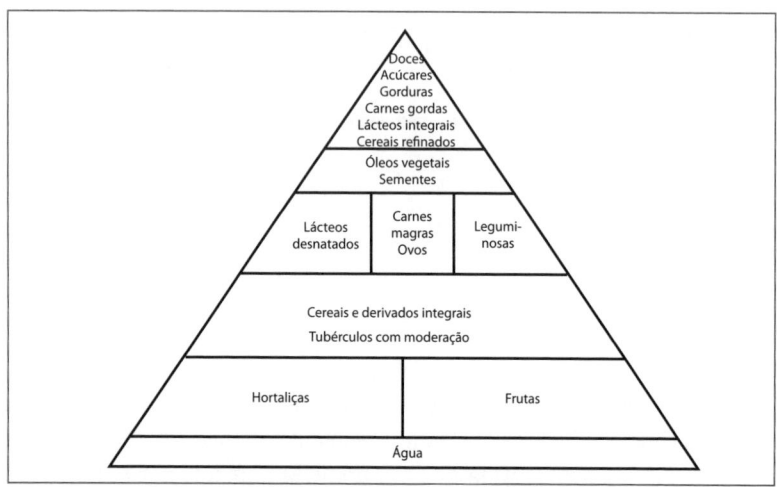

FIG. 1 – Pirâmide de alimentos.

- **GRUPO 1** – HORTALIÇAS (verduras e legumes): 4 a 6 porções por dia; lembrando sempre de incluir porções de hortaliças cruas.
- **GRUPO 2** – FRUTAS: 3 a 5 porções por dia; de preferência, com casca e bagaço.
- **GRUPO 3** – CEREAIS E DERIVADOS E TUBÉRCULOS: 3 a 10 porções por dia, dando preferência aos integrais (pães, massas, arroz); no caso dos tubérculos (batatas, mandioca, inhame, cará) e do milho, consumir em quantidades moderadas.
- **GRUPO 4** – LEITES, QUEIJOS E IOGURTES: 2 a 3 porções por dia, dando preferência aos desnatados ou semidesnatados, como leite e iogurte desnatados e queijos magros (ricota, minas light, requeijão light, cream cheese light e cottage).
- **GRUPO 5** – CARNES E OVOS: 1 a 3 porções por dia, dando preferência à carne vermelha magra (músculo, alcatra, patinho, lagarto, coxão mole, coxão duro), carne de aves sem pele (frango, peru) e carne de peixes sem pele.
- **GRUPO 6** – LEGUMINOSAS (feijão, lentilha, grão-de-bico, ervilha, soja): ½ a 1 porção por dia.
- **GRUPO 7** – FUNCIONAIS: 1 a 3 porções por dia.
- **GRUPOS 8 A 10** – ADICIONAIS: podem ser consumidos utilizando-se as calorias livres da dieta. As calorias livres devem corresponder a 10% do total de calorias da dieta.

Tabela 1 – Grupos alimentares da pirâmide de alimentos

Grupos	Hortaliças	Frutas	Cereais e derivados	Leite e substitutos	Carnes e ovos	Leguminosas	Óleos/ sementes oleaginosas	Gorduras e açúcares
Papel/ porções	Regulador (4 a 6)	Regulador (3 a 5)	Energético (3 a 10)	Construtores (2 a 3)	Construtores (1 a 3)	Construtores (1/2 a 1)	Funcionais (1 a 3)	Energéticos
Nutriente	Vitaminas, minerais e fibras	Vitaminas, minerais e fibras	Carboidratos	Proteínas, cálcio, vitaminas A e D	Proteínas, minerais, em especial o ferro e as vitaminas do complexo B	Proteínas, ferro e fibras	Gorduras monoinsaturadas (gordura boa), vitamina E e selênio	Calorias vazias
Alimentos	Hortaliças folhosas: alface, rúcula, acelga, almeirão, escarola, espinafre, agrião etc. Hortaliças não folhosas: vagem, cenoura, berinjela, abobrinha etc.	Abacaxi, acerola, ameixa, amora, banana, caju, caqui, cereja, figo, goiaba, graviola, jaca, kiwi, laranja, lima, maçã, mamão, manga, melão, melancia, morango, nêspera, pêra, pêssego, romã, uva etc.	Derivados do trigo, da cevada e do centeio (pães, massas, bolos, torradas, bolachas); aveia, arroz, milho e seus derivados; algumas raízes e tubérculos (batatas, mandioca, mandioquinha) e seus derivados	Leites, iogurtes, coalhadas e queijos	Carne bovina, carne suína (porco), aves, peixes, frutos do mar, embutidos (presunto, mortadela, salsinha, lingüiça) e ovos	Feijões, lentilha, grão-de-bico, soja	Nozes, castanhas, amendoim, amêndoa, avelã, azeite de oliva e óleos vegetais	Gorduras sólidas, frituras, açúcares e doces

I QUARTO PASSO: "MONTAR" SUA DIETA

								Consumo eventual
Melhores opções	Todos os tipos, principalmente as folhosas e cruas, pois são ricas em fibras. E cozidas no vapor e por um tempo mínimo para preservar os nutrientes e o sabor	Frutas amarelo-alaranjadas (mamão e manga) são ricas em beta-caroteno, precursor da vitamina A. Frutas como laranja, limão, acerola e morango são fontes de vitamina C. De preferência com casca e bagaço	Pães, bolos, massas, torradas e biscoitos preparados com pouca gordura ou açúcar. Cereais ricos em fibras, ou seja, escolha os integrais	Leites e iogurtes desnatados ou light; queijo branco magro, ricota, cottage, ou queijos ligth em geral	Carne bovina magra (músculo, patinho, alcatra, coxão-mole, coxão-duro), peixes e aves sem pele	Atenção ao modo de preparo: evitar acrescentar bacon, paio etc., que contribuem para aumentar o valor calórico e quantidade de gordura saturada	De preferência, porções pequenas, pois são alimentos muito calóricos	Calorias vazias: alimentos que fornecem apenas calorias, nenhum outro nutriente
Curiosidades	Tipos diferentes de hortaliças fornecem diferentes nutrientes, portanto procure variar	Vitamina C (desenvolvimento de ossos, dentes, cartilagens, paredes dos capilares, cicatrização, estímulo das funções de defesa do organismo; e é antioxidante)	As fibras têm o papel de regular o trânsito intestinal, auxiliar no controle do colesterol e da glicemia, aumentar a saciedade e prevenir o câncer de cólon. Também ajudam a aumentar o poder de saciedade da refeição	*Proteína:* construção e reparação de tecidos do corpo. *Cálcio:* formação e manutenção dos ossos e dentes. *Vitamina A:* saúde da visão e da pele. *Vitamina D:* auxilia a absorção do cálcio	Cada grama de proteína fornece 4 kcal, portanto, quando em excesso, também levará a formação e estoque de gorduras	Cuidado, pois o ferro das leguminosas não é tão bem absorvido como o das carnes. Para melhorar sua absorção, consuma na mesma refeição alimentos ricos em vitamina C	Uma castanha-do-pará supre as necessidades diárias do mineral selênio, importante antioxidante	

Tabela 2 – Quantidades de porções por grupo de alimentos para dietas de 1.100 a 2.200 kcal

Total de kcal	Grupo 1	Grupo 2	Grupo 3	Grupo 4	Grupo 5	Grupo 6	Grupo 7	Calorias livres
1.100 kcal	4	3	3	2	1	½	1	110 kcal
1.200 kcal	4	3	3	2	2	½	1	120 kcal
1.300 kcal	4	3	4	2	2	½	1	130 kcal
1.400 kcal	5	3	5	2	2	½	1	140 kcal
1.500 kcal	5	4	5	2	2	½	1	150 kcal
1.600 kcal	6	4	5	2	2	1	1	160 kcal
1.700 kcal	6	4	5	3	2	1	2	170 kcal
1.800 kcal	7	4	5	3	2	1	2	180 kcal
1.900 kcal	7	5	5	3	2	1	2	190 kcal
2.000 kcal	8	5	5	3	2½	1	2	200 kcal
2.200 kcal	8	5	6	3	3	1	2	220 kcal

* Os grupos 8, 9 e 10, se consumidos, devem fazer parte das calorias livres da dieta.

Agora que você já sabe quantas porções devemos consumir de cada grupo, é só escolher os alimentos. Para isso, basta acompanhar a lista de substituições a seguir. A quantidade de alimento especificada na lista de substituições equivale, para todos os grupos, a 1 porção.

LISTA DE SUBSTITUIÇÕES

GRUPO 1 – Salada crua

(Verduras e legumes crus)

Alimento	Medida caseira
Hortaliças folhosas (acelga, agrião, alface, almeirão, bertalha, caruru, chicória, couve, endívia, escarola, espinafre, mastruço, mostarda, nabiça, repolho, serralha)	1 prato (sobremesa)
Hortaliças não folhosas (beterraba, cenoura, cebola, erva-doce, nabo, palmito, pepino, pimentão, rabanete, tomate)	

GRUPO 1 – Salada cozida/refogada*

(Verduras e legumes, cozidos, refogados, em forma de suflês)

Alimento	Medida caseira
Hortaliças folhosas cozidas/refogadas (acelga, agrião, alface, almeirão, bertalha, caruru, chicória, couve, endívia, escarola, espinafre, mastruço, mostarda, nabiça, repolho, serralha)	2 colheres (sopa) cheias
Hortaliças não folhosas cozidas/refogadas (abóbora, abobrinha, berinjela, beterraba, brócolis, cenoura, chuchu, couve-flor, ervilha-vagem, jiló, quiabo, seleta de legumes, vagem)	

* Para refogar, utilizar cebola, alho e ervas à vontade e 1 colher (chá) de óleo para cada 100 g de hortaliça.

GRUPO 2 – Frutas

(Todas as frutas)
80 kcal

Alimento	Medida caseira	Porção (g)
Açaí	1 colher (sopa) cheia	25,00
Abacate	3 colheres (sobremesa) cheias	48,00
Abacate (creme)	2 colheres (sopa) cheias	50,00
Abacaxi	3 colheres (sopa) cheias ou 1 fatia média	110,00
Acerola	2 xícaras (chá)	196,00
Ameixa vermelha	9 unidades médias	144,00
Amora	1 xícara (chá)	144,00
Banana-nanica	1 unidade média	80,00
Banana-maçã	1 unidade grande	75,00
Banana-ouro	1 ½ unidade média	60,00
Banana-prata	1 unidade média	80,00
Caju	2 unidades médias	120,00
Caqui	½ unidade grande	85,00
Carambola	2 unidades grandes (11 cm de comprimento)	254,00
Cereja	1 xícara (chá)	103,00
Cupuaçu	1/8 unidade média	100,00
Damasco	3 unidades médias	105,00
Figo	2 unidades médias	100,00
Framboesa	1 xícara (chá)	123,00
Fruta-do-conde	1 unidade média	60,00
Goiaba	1 unidade média	90,00
Grape fruit	1 unidade pequena (9 cm de diâmetro)	200,00

Graviola	1 xícara (chá) rasa	130,00
Jabuticaba	1 xícara (chá)	160,00
Jaca	10 bagos	120,00
Kiwi	1 unidade grande	100,00
Laranja	1 unidade grande (7,7 cm de diâmetro)	180,00
Lichia	12 unidades	115,20
Lima	2 unidades médias	200,00
Maçã	1 unidade média	135,00
Mamão	1 fatia grossa	160,00
Mamão papaya	½ unidade média	155,00
Manga	1 unidade pequena	120,00
Mangaba	3 unidades médias	150,00
Maracujá	6 colheres (sopa) cheias	84,00
Melão	2 fatias pequenas (1/8 de melão de 13 cm de diâmetro)	250,00
Melancia	2 pedaços pequenos	300,00
Morango	10 unidades grandes (3,5 cm de diâmetro)	180,00
Nectarina	1 unidade pequena	100,00
Nêspera	4 unidades grandes	160,00
Pêra	1 unidade pequena	139,00
Pêssego	1 unidade grande (7 cm de diâmetro)	157,00
Romã	½ unidade grande	80,00
Sapoti	¼ xícara (chá)	60,00
Salada de frutas (sem açúcar)	2 colheres (sopa) cheias	70,00
Tangerina	2 unidades pequenas (5,5 cm de diâmetro) ou 14 gomos	140,00
Uva	1 xícara (chá)	92,00
Uva-passa	1 colher (sopa) cheia	23,00
Suco de fruta light	2 embalagens comerciais	400,00
Suco de fruta sem açúcar	1 copo (requeijão) raso	200,00

GRUPO 3 – Cereais e derivados e tubérculos

(Arroz, aveia, cevada, centeio, milho, trigo e alimentos feitos com trigo, batata, mandioca, mandioquinha, cará, inhame)

80 kcal

Alimento	Medida caseira	Porção (g)
Amido de milho	2 colheres (sopa) cheias	20,00
Arroz branco cozido	4 colheres (sopa) cheias	76,00
Arroz integral cozido	4 colheres (sopa) cheias	100,00
Aveia em flocos	1 colher (sopa) cheia	20,00

Aveia, farelo	2 colheres (sopa) cheias	20,00
Barra de cereal	1 unidade	25,00
Batata cozida	4 colheres (sobremesa) cheias	96,00
Batata sauté	3 colheres (sobremesa) cheias	72,00
Batata frita	8 palitos	60,00
Batata – Purê	2 colheres (sobremesa) cheias	60,00
Batata-doce cozida	4 colheres (sopa) cheias	80,00
Biscoito – Água e sal	4 unidades	17,20
Biscoito – Aveia e mel	3 unidades	18,00
Biscoito – Calipso®	3 unidades	18,00
Biscoito – Champanhe	2 unidades	22,00
Biscoito – Cream craker	2 unidades	15,20
Biscoito – Integral	2 unidades	14,00
Biscoito – Leite	3 unidades	18,00
Biscoito – Maisena/Maria®	3 unidades	15,00
Biscoito – Polvilho	50 bolinhas ou 9 rosquinhas	27,00
Biscoito – Recheado	1 unidade	15,00
Biscoito – Salgado (Club Social®)	½ embalagem comercial	13,00
Biscoito – Salgado integral (Club Social®)	½ embalagem comercial	13,00
Biscoito – Waffer	2 unidades	15,00
Bolo branco simples	1 colher (sopa) cheia	25,00
Bolo de baunilha	1 colher (sopa) cheia	25,00
Bolo de cenoura com cobertura de chocolate	1 colher (sopa) cheia	25,00
Bolo de chocolate	1 colher (sopa) cheia	25,00
Bolo de fubá	1 colher (sopa) cheia	25,00
Bolo de laranja	1 colher (sopa) cheia	25,00
Bolo de milho	1 colher (sopa) cheia	25,00
Cará cozido	3 colheres (sobremesa) cheias	63,00
Cereal matinal – All Bran®	3 colheres (sopa) cheias	30,00
Cereal matinal – Croqui®	2 colheres (sobremesa) cheias	14,00
Cereal matinal – Croqui® sem adição de açúcar	3 colheres (sobremesa) cheias	21,00
Cereal matinal – Crunch®	½ xícara (chá)	15,00
Cereal matinal – Flocos de arroz sabor chocolate	5 colheres (sopa) cheias	20,00
Cereal matinal – Flocos de milho sabor chocolate	4 colheres (sopa) cheias	21,60
Cereal matinal – Flocos de milho tradicional	4 colheres (sopa) cheias	21,60
Cereal matinal – Froot Loops®	5 colheres (sopa) cheias	20,00

Cereal matinal – Granola	3 colheres (sobremesa) cheias	21,00
Cereal matinal – Honey Nuts®	5 colheres (sopa) cheias	20,00
Cereal matinal – Muslix® banana	4 colheres (sopa) cheias	21,60
Cereal matinal – Muslix® chocolate	4 colheres (sopa) cheias	21,60
Cereal matinal – Muslix® tradicional	4 colheres (sopa) cheias	21,60
Cereal matinal – Nescau®	½ xícara (chá)	15,00
Cevada cozida	3 colheres (sopa) cheias	70,00
Croissant	1 unidade pequena ou 1 mini	20,00
Farinha de arroz	2 colheres (sobremesa) cheias	17,00
Farinha de aveia	2 colheres (sopa) cheias	18,80
Farinha de centeio	2 colheres (sobremesa) cheias	22,00
Farinha de mandioca	1 ½ colher (sopa) cheia	22,50
Farinha de rosca	2 colheres (sobremesa) cheias	18,00
Farinha de trigo	2 colheres (sobremesa) cheias	22,00
Farinha Láctea®	2 colheres (sobremesa) cheias	17,00
Fubá de milho	1 colher (sopa) cheia	19,00
Gérmen de trigo	2 colheres (sopa) cheias	22,00
Inhame cozido	3 colheres (sobremesa) cheias	63,00
Macarrão cozido	1 colher (servir) cheia	50,00
Macarrão instantâneo	¼ embalagem comercial	60,00
Macarrão integral cozido	2 colheres (servir) cheias	75,00
Mandioca cozida	3 colheres (sobremesa) cheias	69,00
Mandioquinha cozida	3 colheres (sobremesa) cheias	72,00
Mandioquinha – Purê	1 colher (sopa) cheia	45,00
Milho verde enlatado	5 colheres (sobremesa) cheias	85,00
Pão bisnaguinha	1 unidade	20,00
Pão bisnaguinha light	1 ½ unidade	30,00
Pão ciabatta	½ unidade pequena	30,00
Pão de batata	½ unidade média	25,00
Pão de cará	1 fatia média	25,00
Pão de centeio	1 fatia média	25,00
Pão de cevada	1 fatia média	25,00
Pão de fôrma branco	1 ½ fatia média	37,50
Pão de fôrma centeio light	2 fatias médias	34,00
Pão de fôrma integral	1 fatia média	32,00
Pão de fôrma integral light	2 fatias médias	50,00
Pão de fôrma light	2 fatias médias	50,00
Pão de fôrma linho light	2 fatias médias	34,00

Pão de fôrma preto	1 ½ fatia média	42,00
Pão de hot dog/hambúrguer	½ unidade média	27,50
Pão de leite	1 fatia média	25,00
Pão de mandioca	1 fatia média	25,00
Pão de milho	1 fatia média	25,00
Pão de queijo	1 unidade pequena	30,00
Pão de trigo	1 fatia média	25,00
Pão doce	1 coió ou ½ unidade média	30,00
Pão francês	½ unidade média	25,00
Pão francês sem miolo	1 unidade média (sem miolo)	25,00
Pão integral	1 fatia média	25,00
Pão italiano	1 fatia média	25,00
Pão sírio	½ unidade média ou 1 pequena	30,00
Pão sírio integral	½ unidade média ou 1 pequena	30,00
Polvilho de mandioca	2 ½ colheres (sopa) cheias	21,75
Tapioca seca	2 ½ colheres (sopa) cheias	21,75
Torrada levemente salgada	2 unidades médias	15,00
Torrada levemente doce	2 unidades médias	15,00
Torrada integral	2 unidades médias	15,00
Trigo (grão) cozido	3 colheres (sopa) cheias	70,00

GRUPO 4 – Leite e substitutos

(Leite, iogurtes e queijos)

120 kcal

Alimento	Medida caseira	Porção (g)
Cream cheese	2 colheres (sopa) cheias	30,00
Cream cheese light	4 colheres (sopa) cheias	60,00
Leite integral	1 xícara (chá)	200,00
Leite semidesnatado	2 xícaras (chá) rasas ou 1 copo grande	300,00
Leite desnatado	2 xícaras (chá) rasas ou 1 copo grande	300,00
Iogurte natural	1 unidade comercial	200,00
Iogurte natural com mel	½ unidade comercial	100,00
Iogurte desnatado	1 unidade comercial	200,00
Iogurte com polpa de frutas	1 unidade comercial	120,00
Iogurte com polpa de frutas light	2 unidades comerciais	230,00
Iogurte 0% gordura	2 unidades comerciais	230,00
Iogurte com polpa de fruta líquido	½ copo grande	150,00

Iogurte com polpa de fruta líquido light	2 unidades comerciais	340,00
Molho branco	1 colher (servir) cheia	55,00
Queijo cottage	8 colheres (sopa) cheias	120,00
Queijo brie	2 pedaços cúbicos (2,5 cm de lado)	34,00
Queijo camembert	2 pedaços cúbicos (2,5 cm de lado)	34,00
Queijo catupiry	1 ½ colher (sopa) cheia	45,00
Queijo cheddar	1 fatia média	28,00
Queijo coalho	½ espeto	33,00
Queijo-de-minas	1 fatia grande	50,00
Queijo-de-minas light	1 ½ fatia grande	75,00
Queijo-de-minas frescal	2 fatias grandes ou 1/5 embalagem 250 g	50,00
Queijo-de-minas frescal light	2 fatias médias ou 2/5 embalagem 250 g	100,00
Queijo edam	3 fatias pequenas	60,00
Queijo ementhal	1 fatia média	28,00
Queijo estepe	1 fatia média	28,00
Queijo fundido	1 fatia média	28,00
Queijo gruyére	1 fatia média	28,00
Queijo gouda	1 fatia média	28,00
Queijo holandês	1 fatia pequena	20,00
Queijo mussarela	2 fatias médias	40,00
Queijo mussarela light	2 fatias médias	40,00
Queijo mussarela de búfala	1 ½ nó	45,00
Queijo prato	1 ½ fatia pequena	30,00
Queijo prato light	2 fatias pequenas	40,00
Queijo gorgonzola	2 fatias pequenas	30,00
Queijo parmesão	2 colheres (sopa) cheias	30,00
Queijo Polenguinho®	2 unidades	40,00
Queijo Polenguinho® light	3 ½ unidades	70,00
Queijo processado fatiado	2 unidades	40,00
Queijo processado fatiado light	3 unidades	60,00
Queijo provolone	1 fatia média	28,00
Queijo roquefort	2 fatias pequenas	30,00
Queijo suíço	1 fatia média	28,00
Requeijão	1 colher (sopa) cheia	30,00
Requeijão light	2 colheres (sopa) cheias	60,00
Ricota de leite integral	2 fatias médias	70,00
Ricota de leite semidesnatado	3 fatias médias	90,00
Sorvete cremoso (à base de leite)	2 colheres (sopa) cheias ou 1 bola pequena	50,00
Sorvete cremoso light (à base de leite)	4 colheres (sopa) cheias ou 2 bolas pequenas	100,00

GRUPO 5 – Carnes, embutidos e ovos

(Carne de boi, carne de porco, aves, peixes e frutos do mar, embutidos e ovos)

100 kcal

Alimento	Medida caseira	Porção (g)
Almôndega de carne	2 unidades comerciais	50,00
Almôndega de frango	2 unidades comerciais	50,00
Almôndega de peru	2 unidades comerciais	50,00
Camarão cozido	4 unidades grandes ou 24 unidades pequenas	120,00
Camarão frito	2 unidades grandes ou 12 unidades pequenas	60,00
Carne bovina – Magra (cozida/assada/grelhada/panela)	1 bife pequeno	65,00
Carne bovina – Gorda (cozida/assada/grelhada/panela)	½ bife pequeno	35,00
Carne bovina – Seca	1 colher (sopa) cheia	25,00
Carne bovina – Moída ou desfiada refogada	1 colher (servir) cheia	60,00
Carne bovina – Ensopada	2 colheres (sopa) cheias	60,00
Carne bovina – Ensopada com legumes	2 colheres (sopa) cheias	70,00
Carne suína – Magra (cozida/assada/grelhada)	1 bife pequeno	65,00
Carne suína – Gorda (cozida/assada/grelhada)	½ bife pequeno	35,00
Carne suína – Salgada	2 colheres (sopa) cheias	50,00
Carne suína – Costelinha (cozida/assada/grelhada)	2 unidades médias	40,00
Carne cordeiro – Perna (cozida/assada/grelhada)	1 pedaço médio	65,00
Embutidos – Blanquet de peru	10 fatias médias	100,00
Embutidos – Copa	2 fatias médias	30,00
Embutidos – Lombo canadense	8 fatias finas	80,00
Embutidos – Mortadela	1 ½ fatia média	30,00
Embutidos – Presunto de porco	4 fatias médias	60,00
Embutidos – Presunto de peru	6 fatias médias	90,00
Embutidos – Presunto de peru defumado	6 fatias médias	90,00

Embutidos – Presunto de frango	6 fatias médias	90,00
Embutidos – Salame	8 fatias médias	40,00
Embutidos – Salsicha hot dog	1 unidade média	50,00
Embutidos – Salsicha de frango light	1 unidade média	50,00
Embutidos – Salsicha de peru light	1 ½ unidade média	75,00
Embutidos – Lingüiça de porco grelhada ou assada	1 unidade média	50,00
Embutidos – Lingüiça de porco frita	½ unidade média	25,00
Embutidos – Lingüiça de peru	1 unidade média	83,00
Embutidos – Lingüiça de frango	1 unidade média	83,00
Embutidos – Lingüiça paio	½ unidade média	40,00
Frango – Asa com pele (cozido/assado/grelhado)	2 asas pequenas	45,00
Frango – Coxa com pele (cozido/assado/grelhado)	1 coxa média	60,00
Frango – Coxa sem pele (cozido/assado/grelhado)	1 coxa grande	75,00
Frango – Peito com pele (cozido/assado/grelhado)	½ peito pequeno ou 1 filé pequeno	75,00
Frango – Peito sem pele (cozido/assado/grelhado)	½ peito médio ou 1 filé médio	85,00
Frango – Sobrecoxa com pele (cozido/assado/grelhado)	½ sobrecoxa média	35,00
Frango – Sobrecoxa sem pele (cozido/assado/grelhado)	1 sobrecoxa média	70,00
Frango – *Steak*	½ unidade	50,00
Frango – Ensopado	4 colheres (sopa) cheias	80,00
Frango – À milanesa	½ filé pequeno	40,00
Frango – Frito	½ filé médio	40,00
Frango – À passarinho	2 unidades	40,00
Hambúrguer de boi	1 unidade comercial	56,00
Hambúrguer de frango	1 unidade comercial	56,00
Hambúrguer de peru	1 unidade comercial	60,00
Hambúrguer suíno de calabresa	1 unidade comercial	56,00

Molho à bolonhesa	1 concha pequena cheia	63,00
Peixe – Atum em água	8 colheres (sopa) cheias	128,00
Peixe – Atum em água/ patê	4 colheres (sopa) cheias	72,00
Peixe – Atum em óleo	5 colheres (sopa) cheias	80,00
Peixe – Cozido, assado ou grelhado	1 filé médio ou ½ posta média	75,00
Peixe – Ensopado	1 filé pequeno ou ½ posta pequena	75,00
Peixe – À escabeche	½ filé pequeno	50,00
Peixe – À milanesa	½ filé pequeno	40,00
Peixe – Frito	½ filé pequeno	37,50
Peixe – Sardinha enlatada	6 unidades médias	90,00
Peixe – Sardinha enlatada em óleo	5 unidades médias	75,00
Peru – Magro (cozido/assado/grelhado)	2 fatias médias	70,00
Peru – Gordo (cozido/assado/grelhado)	2 fatias pequenas	50,00
Siri (carne)	5 colheres (sopa) cheias	100,00
Tender	2 fatias médias	50,00
Ovo cozido	1 ½ unidade média	67,50
Ovo de codorna	8 unidades médias	72,00
Ovo frito	1 unidade média	40,50
Ovo mexido	4 colheres (sopa) cheias	60,00
Omelete (com 1 ovo)	4 colheres (sopa) cheias	60,00

GRUPO 6 – Leguminosas

(Feijões, lentilha, grão-de-bico, ervilha, soja e alimentos feitos de soja)
50 kcal

Alimento	Medida caseira	Porção (g)
Feijão cozido (grão com caldo)	½ concha média	70,00
Tutu de feijão	2 colheres (sopa) rasas	40,00
Ervilha seca cozida	3 colheres (sopa) cheias	70,00
Lentilha cozida (só grão)	2 colheres (sopa) cheias	40,00
Grão-de-bico cozido	2 colheres (sopa) cheias	40,00
Soja cozida	2 colheres (sopa) rasas	32,00
Tofu	1 fatia grande	50,00
Bebida a base de soja	½ xícara (chá) cheia	100,00
Bebida a base de soja light	1 xícara (chá) cheia	200,00
Bebida a base de soja em pó	3 colheres (sopa)	30,00

GRUPO 7 – Funcionais (óleos vegetais e nozes e sementes oleaginosas)

50 kcal

Alimento	Medida caseira	Porção (g)
Azeite de oliva	2 colheres (chá) cheias	4,00
Óleo vegetal (canola, soja)	4 colheres (chá)	6,00
Amêndoa	7 unidades médias	8,40
Amendoim	9 unidades médias ou ½ colher (sopa)	9,50
Avelã	6 unidades médias	8,40
Castanha-de-caju	6 unidades médias	9,60
Castanha-do-pará	2 unidades médias	8,00
Pistache	13 unidades	9,10
Noz	2 unidades médias	10,00
Semente de abóbora	1 colher (sopa) cheia	8,8
Semente de linhaça	1 colher (sopa) cheia	10

GRUPOS ADICIONAIS

Grupo 8 – Gorduras

50 kcal

Alimento	Medida caseira	Porção (g)
Creme de leite	1 colher (sopa) cheia	19,00
Creme de leite light	2 colheres (sopa) cheias	38,00
Gordura vegetal hidrogenada	½ colher (chá) cheia	5,00
Maionese	½ colher (sopa) cheia	11,50
Maionese light	1 colher (sobremesa) cheia	17,00
Manteiga	1 ½ colher (chá) cheia	7,50
Manteiga light	2 colheres (chá) cheias	15,00
Margarina	1 colher (chá) cheia	6,00
Margarina light	2 colheres (chá) cheias	12,00

Grupo 9 – Açúcares e doces

80 kcal

Alimento	Medida caseira	Porção (g)
Açúcar refinado	4 colheres (chá) cheias	20,00
Açúcar mascavo	4 colheres (chá) cheias	20,00
Achocolatado	3 colheres (sobremesa) cheias	28,00
Bala (caramelo, morango, hortelã)	4 unidades	20,00

Bolos doces	½ fatia pequena ou 1 colher (sopa) cheia	25,00
Bombom Bis®	2 unidades	15,00
Bombom (Alpino®, Baton®, Ferrero Rocher®, Sonho de Valsa®, Ouro Branco®, Serenata de Amor®)	1 unidade	15,00 a 20,00
Cappuccino	1 sachê	20,00
Cappuccino light	2 sachês	28,00
Cappuccino diet	1 sachê	21,00
Chocolate amargo	1/8 barra grande	21,00
Chocolate ao leite com avelã	1/8 barra grande	12,50
Chocolate ao leite com castanha-do-pará	1/8 barra grande	12,50
Chocolate Charge®	½ unidade	19,00
Chocolate Chokito®	½ unidade	19,00
Chocolate Chokito® branco	½ unidade	19,00
Chocolate Crunch®	1/8 barra grande	20,00
Chocolate Diamante Negro®	½ unidade pequena	15,00
Chocolate Galak®	½ barra pequena	15,00
Chocolate Galak Ball®	½ embalagem	15,00
Chocolate Galak com *corn flakes*®	1/8 barra grande	20,00
Chocolate Galak com Negresco®	1/8 barra grande	20,00
Chocolate Laka®	½ barra pequena	15,00
Chocolate meio amargo	1/8 barra grande	21,00
Chocolate Milkbar®	½ unidade	19,00
Chocolate Moça®	½ unidade	19,00
Chocolate Nescau Ball®	½ embalagem	15,00
Chocolate Nescau® barra	1 unidade	40,00
Chocolate Prestígio®	½ unidade	16,50
Cocada	2 colheres (sobremesa) rasas	26,00
Docinhos de festa (brigadeiro, beijinho)	2 unidades pequenas	30,00
Doce de frutas caseiro	2 colheres (sobremesa) rasas	20,00
Doce de leite	2 colheres (sobremesa) rasas	26,00
Geléia	3 colheres (chá) cheias	30,00
Geléia sem açúcar	8 colheres (chá) cheias	80,00
Karo®	4 colheres (chá) cheias	21,00
Mel	4 colheres (chá) cheias	16,00
Sorvete cremoso	1 bola pequena	50,00
Sorvete cremoso light	2 bolas pequenas	100,00
Tortas doces	2 colheres (sopa) cheias	50,00

Grupo 10 – Bebidas alcoólicas

110 kcal

Bebida alcoólica	Medida caseira	Porção (ml)
Uísque	Uma dose de 40 ml	40,00
Vodca	Uma dose de 40 ml	40,00
Cerveja	1 lata	350,00
Vinho branco seco	1 taça média	150,00
Vinho branco espumante	1 taça média	150,00
Vinho do porto	1 taça pequena	100,00
Vinho tinto	1 taça média	150,00

EXEMPLO DE DIETA

Vamos usar novamente o nosso exemplo. Uma dieta 1.100 kcal, sendo 990 kcal fixas e 110 kcal livres.

Tabela 3 – Quantidades de porções por grupo de alimentos para dietas de 1.100 a 2.200 kcal

Total de kcal	Grupo 1	Grupo 2	Grupo 3	Grupo 4	Grupo 5	Grupo 6	Grupo 7	Calorias livres
1.100 kcal	4	3	3	2	1	½	1	110 kcal
1.200 kcal	4	3	3	2	2	½	1	120 kcal
1.300 kcal	4	3	4	2	2	½	1	130 kcal
1.400 kcal	5	3	5	2	2	½	1	140 kcal
1.500 kcal	5	4	5	2	2	½	1	150 kcal
1.600 kcal	6	4	5	2	2	1	1	160 kcal
1.700 kcal	6	4	5	3	2	1	2	170 kcal
1.800 kcal	7	4	5	3	2	1	2	180 kcal
1.900 kcal	7	5	5	3	2	1	2	190 kcal
2.000 kcal	8	5	5	3	2½	1	2	200 kcal
2.200 kcal	8	5	6	3	3	1	2	220 kcal

* Os grupos 8, 9 e 10, se consumidos, devem fazer parte das calorias livres da dieta.

Tabela 4 – Exemplo de dieta

Dieta-base	Opções escolhidas na lista de substituições
Café da manhã	
1 porção do GRUPO 3 ½ porção do GRUPO 4 1 porção do GRUPO 2 1 porção do GRUPO 4	2 fatias (50 g) de pão de fôrma integral light 1 fatia grande (50 g) de queijo-de-minas light ½ unidade média (155 g) de mamão papaya 1 unidade comercial (100 g) de iogurte probiótico

Lanche da tarde	
1 porção do GRUPO 1	1 unidade (25 g) de barra de cereal
Almoço	
1 porção do GRUPO 1 ½ porção do GRUPO 3 ½ porção do GRUPO 6 1 porção do GRUPO 5 1 porção do GRUPO 1 ½ porção do GRUPO 2 ½ porção do GRUPO 7	1 prato (sobremesa) cheio de salada crua 2 colheres (sopa) cheias (50 g) de arroz integral cozido 2 colheres (sopa) cheias (35 g) de feijão cozido 1 filé médio (85 g) de peito de frango grelhado 2 colheres (sopa) cheias (50 g) de hortaliças cozidas/refogadas ½ unidade pequena (70 g) de pêra 1 colher (chá) de azeite de oliva
Lanche da tarde	
1 porção do GRUPO 2	1 unidade (80 g) de banana
Jantar	
1 porção do GRUPO 1 ½ porção do GRUPO 3 1 porção do GRUPO 5 1 porção do GRUPO 1 ½ porção do GRUPO 2 ½ porção do GRUPO 7	1 prato (sobremesa) cheio de salada crua 2 colheres (sopa) cheias (50 g) de batata corada 1 colher (servir) de (60 g) de carne moída refogada 2 colheres (sopa) cheias (50 g) de hortaliças cozidas/refogadas ½ unidade média (65 g) de maçã 1 colher (chá) de azeite de oliva
Lanche da noite	
Ou ½ porção do GRUPO 4	1 unidade comercial (120 g) de iogurte 0% de gordura
Calorias livres	
110 kcal livres	?

Depois que você desenvolver o seu primeiro exemplo de dieta, uma dieta-base, como a exemplificada anteriormente, basta utilizar esse exemplo como parâmetro para fazer outras substituições e variar os alimentos consumidos todos os dias; assim é muito mais fácil – você não precisará ficar fazendo cálculos e evitará a monotonia, que, na maioria das vezes, leva à desistência da dieta.

RECEITAS PARA VARIAR A DIETA

As receitas a seguir foram por mim colecionadas e aprovadas durante os últimos dez anos, encontradas e escolhidas em sites, revistas ou livros, ou selecionadas e indicadas por colegas de profissão, e servem para você poder variar sua dieta. Toda receita apresenta seu rendimento em porções; caso contrário, a receita informa a quantidade a ser consumida, em medidas caseiras, que equivalem a uma porção do grupo correspondente.

SUBSTITUTOS DO GRUPO 1

TOMATES AO VINHO

Rendimento: 4 porções.

Ingredientes

8 tomates maduros e bem firmes
8 colheres (chá) de vinho tinto
Sal e pimenta-do-reino
Folhas de agrião ou alface para acompanhar (opcional)

Modo de preparo

Corte 8 quadrados grandes de papel-alumínio duplo. Envolva cada um dos tomates com um quadrado de alumínio, mas não completamente. Regue cada tomate com 1 colher (chá) de vinho tinto e tempere com sal e pimenta. Então embrulhe-os bem, para evitar que os sucos internos escapem. Coloque os tomates embrulhados em um canto da churrasqueira e deixe assar por cerca de 10-15 minutos. Desembrulhe-os e transfira para pratos individuais, regando-os com o suco desprendido durante o cozimento e que estará impregnado de vinho.

TOMATE À PROVENÇAL

Rendimento: 4 porções.

Ingredientes

8 tomates médios
2 dentes de alho
2 bolachas cream cracker
50 g de salsa
Sal e pimenta

Modo de preparo

Corte os tomates em dois. Coloque na travessa. Passe no multiprocessador o alho com a salsa, os biscoitos, o sal e a pimenta. Recheie os tomates e leve ao forno por 40 minutos.

ABOBRINHA COM ERVAS

Rendimento: 10 porções.

Ingredientes

10 abobrinhas novas e firmes
5 folhas de hortelã frescas
1 colher (chá) de folhas de manjerona
2 folhas de louro
½ colher (chá) de sal
2 colheres (sopa) de vinho branco suave
2 colheres (sopa) de sumo de limão
4 colheres (sopa) de óleo de girassol

Modo de preparo

Lave e enxugue as abobrinhas. Faça furos nas extremidades de cada abobrinha e também em dois ou três outros lugares. Pique bem as ervas. Misture-as em uma tigela grande, juntamente com o sal, o vinho, o sumo de limão e o óleo. Acrescente as abobrinhas e vire-as para que fiquem totalmente molhadas. Cubra e deixe-as curtindo no tempero por 4-5 horas, virando de vez em quando. Retire as abobrinhas do tempero e asse na grelha por cerca de 8-10 minutos, até que fiquem bem macias, mas não muito moles. Vire-as várias vezes e regue com o tempero. Sirva-as em espetos de madeira.

VEGETAIS SORTIDOS

Rendimento: 10 porções.

Ingredientes

250 g de cenouras
1 couve-flor
250 g de ervilhas tortas
250 g de cebolas pequenas
3 espigas de milho
1 colher (sopa) de leite
Azeite para salada
Espetos

Modo de preparo

Prepare os vegetais. Corte as cenouras com uma faca bem afiada, dando aos pedaços a forma de tonéis. Separe a couve-flor em buquês. Corte as pontas das ervilhas tortas, tirando o fio grosso. Descasque as cebolas. Corte as espigas de milho em pedaços de 2,5 cm. Mergulhe os vegetais separadamente em água fervente, à qual tenha sido misturada 1 colher (sopa) de leite. Cozinhe os vegetais até se tornarem quase macios ou *al dente*. Coloque-os em uma peneira sob água corrente, para esfriar. Em seguida escorra-os. Prepare 10 espetos e óleo para pincelar. Depois de espetar vários tipos de vegetais em cada espeto, regue-os com óleo e asse na grelha, durante 5 minutos, virando sempre. Sirva com tigelas de temperos e molhos variados.

BRÓCOLIS COM LIMÃO

Rendimento: 7 porções.

Ingredientes

1 maço de brócolis (750 g)
3 colheres (chá) de margarina light
½ xícara (chá) de cebolinha verde picada
2 colheres (sopa) de sumo de limão
½ colher (chá) de casca de limão ralada

Modo de preparo

Corte o brócolis em florzinhas. Deixe de molho na água de vinagre por meia hora. Escorra e coloque no vapor para cozinhar com sal até ficar macio. Derreta em uma panela a margarina, junte a cebolinha verde e cozinhe até ficar macia, sem dourar. Adicione o sumo de limão e aqueça. Para servir, coloque o brócolis em uma travessa com a mistura de margarina e salpique com a casca de limão ralada.

CHUCHU COM ORÉGANO

Rendimento: 2 porções.

Ingredientes

2 chuchus médios
Sal e pimenta-do-reino
1 cebola picada
Orégano
2 colheres (sobremesa) de óleo

Modo de preparo

Descasque o chuchu sob água corrente e corte-os em quartos no sentido do comprimento. Retire a parte dura central com as sementes e cozinhe o chuchu em água e sal. Quando estiver cozido, retire da água e reserve. Em uma panela, coloque o óleo e leve ao fogo para aquecer, frite a cebola e, quando estiver dourada acrescente o chuchu picado ou em tirinhas, o orégano e a pimenta-do-reino. Verifique o sal e retire do fogo assim que ferver novamente.

VAGEM COM CEBOLAS

Rendimento: 10 porções.

Ingredientes

1 kg de cebolas pequenas
½ xícara (chá) de vinagre
2 colheres (sopa) de óleo
1 colher (chá) de tomilho seco
1,5 kg de vagem limpa
¼ de xícara (chá) de azeite
1 colher (sopa) de mostarda
1 colher (chá) de sal
1 ½ colher (chá) de pimenta-do-reino

Modo de preparo

Afervente as cebolinhas por 1 minuto. Escorra e passe em água fria corrente. Descasque-as e reserve. Pré-aqueça o forno a 200ºC (quente). Em uma panela, misture a metade do vinagre, o óleo, 1 colher (chá) de pimenta-do-reino e ½ colher (chá) de sal. Deixe aquecer em fogo moderado. Em uma tigela média, junte as cebolas com a mistura do vinagre. Espalhe-as em uma assadeira formando uma camada e asse por 35-40 minutos, mexendo várias vezes até dourar. Enquanto isso, afervente as vagens por 4 minutos, até ficarem macias, mas *al dente*. Escorra e passe pela água fria. Escorra novamente e reserve. Em uma tigela grande, misture o azeite, a mostarda e o restante do vinagre, do sal e da pimenta-do-reino. Adicione as vagens e as cebolas e misture bem. Pré-aqueça o forno a 150ºC (fraco). Coloque a vagem e a cebolinha em uma assadeira, cubra com papel-alumínio e asse por 20 minutos ou até aquecer bem.

CENOURAS ASSADAS COM TOMILHO E COMINHO

Rendimento: 5 porções.

Ingredientes

500 g de cenoura baby ou cortada à francesa
½ colher (sopa) de sementes de cominho trituradas
Folhas frescas de tomilho
100 g de margarina light
1 taça de vinho Chardonnay
Sal e pimenta moída

Modo de preparo

Pré-aqueça o forno a 220°C. Corte cerca de 1 metro de papel-alumínio, dobre-o ao meio para aumentar a espessura e forre uma assadeira. Coloque os ingredientes no centro do papel, exceto o vinho e os temperos. Levante as laterais do papel, coloque o vinho, tempere e feche bem o invólucro. Asse por aproximadamente 45 minutos e sirva no próprio invólucro sobre o prato.

BETERRABAS ASSADAS

Rendimento: 5 porções.

Ingredientes

500 g de beterrabas cruas descascadas
10 dentes de alho esmagados
Manjerona fresca
Sal e pimenta-do-reino moída na hora
10 colheres (sopa) de vinagre balsâmico
5 colheres (sopa) de azeite de oliva extravirgem

Modo de preparo

Pré-aqueça o forno a 200°C. Corte cerca de 1 metro de papel-alumínio, dobre-o ao meio para aumentar a espessura e forre uma assadeira. Coloque as beterrabas, o alho e a manjerona no centro do papel; tempere com sal e pimenta-do-reino. Levante as laterais do papel, coloque o vinagre e o azeite de oliva e feche bem o invólucro. Asse por aproximadamente 1 hora e sirva no próprio invólucro sobre o prato.

FÔRMA DE VEGETAIS AO FORNO

Rendimento: 8 porções.

Ingredientes

Para a massa:
8 bolachas cream cracker moídas
4 colheres (sopa) de caldo de legumes

Para o recheio
1 cebola picada
1 colher (sopa) de azeite
2 xícaras (chá) de cogumelos frescos picados
Salsa e cebolinha verde
Sal a gosto
1 xícara (chá) de espinafre cozido
1 xícara (chá) de queijo cottage
1 pitada de noz-moscada

Para cobrir
3 tomates em rodelas
2 dentes de alho amassados
Manjericão fresco a gosto
1 colher (sopa) de azeite

Modo de preparo

Misture os biscoitos moídos com o caldo de legumes e pressione no fundo de um refratário untado. Reserve. Refogue a cebola no azeite e junte os cogumelos. Mexa por 5 minutos, adicione as ervas e o sal e coloque sobre os biscoitos. Bata o espinafre, o cottage e a noz-moscada em um processador e coloque sobre os cogumelos. Distribua os tomates em rodelas por cima. Misture o alho, o manjericão e o azeite e pincele os tomates. Leve ao forno quente por cerca de 10 minutos para esquentar bem.

BERINJELA À MODA NAPOLITANA

Rendimento: 8 porções.

Ingredientes

4 berinjelas cortadas ao meio
2 colheres (sopa) de azeite de oliva
4 dentes de alho picados
½ cebola cortada em cubos
Sal e pimenta-do-reino
1 colher (sopa) de azeitona preta picada
2 colheres (sopa) de cebolinha
1 ovo ligeiramente batido
2 colheres (sopa) de farinha de rosca
4 colheres (sopa) de ricota seca defumada
2 tomates cortados em cubos sem pele e sem sementes

Modo de preparo

Retire a polpa das berinjelas, corte-a em cubos e reserve. Em uma frigideira, coloque o azeite e deixe esquentar. Junte o alho com a cebola e refogue ligeiramente. Acrescente a polpa das berinjelas, tempere com sal e pimenta-do-reino. Coloque as azeitonas, a salsa e a cebolinha. Depois acrescente o ovo, a farinha e misture bem. Recheie as berinjelas, polvilhe com a ricota e por último os tomates. Leve ao forno e deixe gratinar.

BERINJELA COM TOMATE

Rendimento: 5 porções.

Ingredientes

2 berinjelas médias cortadas em rodelas de 0,5 cm
2 colheres (sopa) de azeite de oliva
1 cebola pequena ralada
4 dentes de alho muito bem picados
½ kg de tomates em cubos (sem pele e sem sementes)
Sal e pimenta-do-reino
Folhas de manjericão frescas

Modo de preparo

Pincele as fatias de berinjela com o azeite e grelhe as rodelas dos dois lados. Em uma frigideira grande, coloque o azeite e refogue a cebola e o alho. Quando a cebola estiver transparente, junte o tomate, o sal e a pimenta. Apague o fogo quando o molho começar a cozinhar (10-15 minutos) e acrescente as folhas de manjericão. Arrume as rodelas em um refratário com as laterais baixas e regue com o molho de tomate fresco.

ABOBRINHA RECHEADA

Rendimento: 8 porções.

Ingredientes

4 abobrinhas médias cortadas na vertical
2 colheres (sopa) de azeite de oliva
1 colher (sopa) de margarina light
2 dentes de alho picados
Sal
1 cenoura ralada bem fina
1 colher (sopa) de ciboulette picada
2 ovos
4 colheres (sopa) de queijo-de-minas ralado

Modo de preparo

Depois de cortar as abobrinhas verticalmente em dois pedaços, retire a polpa, pique e reserve. Em uma frigideira, coloque o azeite e a margarina. Depois de esquentar, junte o alho e deixe dourar. Acrescente a polpa da abobrinha picada e deixe refogar por 5 minutos. Tempere com sal. Junte a cenoura e refogue por mais alguns minutos (sempre em fogo alto para não juntar água). Acrescente a ciboulette. Retire do fogo e misture os ovos. Recheie a abobrinha e polvilhe com queijo-de-minas. Leve ao forno para gratinar.

COUVE-FLOR À MILANESA

Rendimento: 6 porções.

Ingredientes

1 couve-flor cozida e cortada em floretes
Sal
3 claras
1 colher (sopa) de molho inglês
2 colheres (sopa) de farinha de trigo integral
2 colheres (sopa) de azeite de oliva

Modo de preparo

Em uma panela, cozinhe a couve-flor até ficar *al dente*, tempere com sal e reserve. Para o empanado, bata no liquidificador as claras, o molho inglês e a farinha, até obter uma mistura homogênea. Passe os floretes na mistura e coloque-os em um refratário untado com o azeite. No forno pré-aquecido, deixe assar por 20 minutos.

BRÓCOLIS GRATINADO

Rendimento: 4 porções.

Ingredientes

1 maço de brócolis cortado em floretes
2 litros de água filtrada
1 dente de alho
1 colher (sopa) de manjericão
Sal
1 colher (sopa) de margarina light
1 colher (sobremesa) de curry
½ vidro de requeijão light
½ xícara (chá) de leite desnatado

Modo de preparo

Em uma panela própria para vapor ou em uma caçarola, coloque a água, o alho e o manjericão. Deixe ferver. Arrume os floretes de brócolis na parte furadinha ou em uma peneira e deixe cozinhar por aproximadamente 20 minutos. Em outra panela, coloque a margarina, o curry, o requeijão, o leite desnatado e o sal. Leve ao fogo médio e deixe ferver até obter um creme. Em uma travessa, coloque os floretes cuidadosamente. Por cima, regue com o molho e sirva imediatamente.

Obs.: Preparações que contenham leite e/ou derivados não devem ser consumidas regularmente nas refeições do almoço e jantar. Isso prejudica a absorção do ferro obtido das carnes e leguminosas.

LEGUMES COM MOLHO DE LIMÃO

Rendimento: 4 porções.

Ingredientes

2 abobrinhas médias cortadas em palitos
2 xícaras (chá) de minicenouras
1 xícara (chá) de tomatinho-pêra
2 litros de água
1 anis-estrelado
1 talo de alho-poró
Sal
1 colher (sopa) de margarina light
Sumo de 2 limões
1 colher (sopa) de vodca
2 colheres (sopa) de ciboulette picada

Modo de preparo

Em uma panela própria para vapor ou em uma caçarola, coloque a água, o anis e o alho-poró. Disponha na parte furadinha os legumes, tampe e leve para cozinhar em fogo baixo por aproximadamente 20 minutos. Em outra panela coloque a margarina, o limão e a vodca, flambe e jogue 1 xícara (chá) do caldo que você usou para cozinhar os legumes. Deixe reduzir, tempere com sal e desligue o fogo. Junte a ciboulette. Arrume os legumes em uma travessa e regue com o molho.

FUNDOS DE ALCACHOFRA GRATINADOS

Rendimento: 6 porções.

Ingredientes

6 fundos de alcachofra congelados
1 colher (sopa) de margarina light
1 colher (sopa) de azeite de oliva
1 colher (sopa) de cebola picada
1 tomate picado sem sementes
1 colher (sopa) de tomilho
120 g de camarões pequenos e moídos
½ xícara (chá) de leite desnatado
1 colher (sopa) de farinha de trigo
2 colheres (sopa) de salsa picada
2 colheres (sopa) de farinha de rosca picada
1 colher (sopa) de queijo parmesão ralado

Modo de preparo

Em uma panela com água, afervente os fundos de alcachofra e seque-os em papel toalha. Em outra panela, aqueça a margarina, o azeite e doure a cebola. Coloque o tomate, o sal, o tomilho e deixe secar. Acrescente os camarões e deixe cozinhar por 5 minutos. Junte o leite misturado com a farinha de trigo. Quando ficar um creme, ponha a salsa e apague o fogo. Recheie os fundos, polvilhe com farinha de rosca e parmesão e deixe gratinar por 20 minutos.

LEGUMES GRELHADOS COM MOLHO DE GENGIBRE

Rendimento: 5 porções.

Ingredientes

1 abobrinha cortada em fatias de 0,5 cm na vertical
1 berinjela cortada em fatias de 0,5 cm na vertical
1 tomate em rodelas de 0,5 cm
1 cebola em rodelas de 0,5 cm
4 colheres (sopa) de shoyu light
1 colher (sopa) de gengibre amassado
Azeite para pincelar

Modo de preparo

Pincele as fatias com azeite e grelhe. Misture o gengibre e o shoyu e aqueça. Arrume as fatias e regue com o molho.

OMELETE SUFLÊ RECHEADA COM ABOBRINHA

Rendimento: 3 porções.

Ingredientes

4 claras
1 gema
¼ de colher (chá) de sal e 1 pitada de pimenta-do-reino
2 colheres (chá) de margarina light
2 xícaras (chá) de abobrinha ralada grossa
½ xícara (chá) de tomate picado
1 colher (chá) de salsa e cebolinha

Modo de preparo

Escalde a abobrinha em água fervente. Junte o tomate bem picado, a salsa e a cebolinha e tempere com sal e pimenta a gosto. Reserve. Bata as claras em neve até ficarem firmes, mas não muito secas. Em outro recipiente, bata ligeiramente a gema. Junte o sal e a pimenta. Misture a gema às claras batidas, com movimentos suaves. Pincele o fundo de uma frigideira funda e larga com uma colher (chá) de margarina light. Despeje metade da mistura na frigideira. Cozinhe em fogo brando até que a parte de baixo esteja cozida. Vire a omelete e cozinhe o outro lado; reserve. Pincele a frigideira com o restante da margarina e despeje o restante da mistura. Deixe cozinhar a parte de baixo e sobre a parte de cima distribua os ingredientes do recheio. Tampe a frigideira por 1-2 minutos para que os ingredientes fiquem presos às claras. Sobreponha a omelete reservada e aperte ligeiramente. Cozinhe por mais alguns minutos.

SUFLÊ DE BRÓCOLIS E COUVE-FLOR

Rendimento: 6 porções.

Ingredientes

1 cebola picada
1 colher (chá) de azeite
1 maço pequeno de brócolis
2 xícaras (chá) de couve-flor cozida
½ xícara (chá) de maionese light
4 claras em neve
Sal a gosto
1 colher (sopa) de queijo parmesão ralado

Modo de preparo

Refogue a cebola no azeite e junte o brócolis picado. Deixe refogar em fogo baixo por cerca de 10 minutos. Coloque em uma fôrma de suflê. Bata em um processador a couve-flor com a maionese. Junte as claras e tempere com sal. Coloque sobre o brócolis e polvilhe com o parmesão. Asse em forno médio por cerca de 20 minutos.

TROUXINHAS DE ALFACE

Rendimento: 6 porções.

Ingredientes

6 nós de mussarela de búfala light
6 unidades de tomate seco
6 folhas de alface-americana grandes, escaldadas em água fervente
2 litros de água filtrada
2 dentes de alho inteiros
1 cebola cortada em quatro
1 pedaço de canela em pau
1 colher (sopa) de orégano
1 colher (sopa) de azeite de oliva
2 dentes de alho picados
½ xícara de caldo de galinha
1 colher (sobremesa) de orégano
2 colheres (sopa) de salsa picada
Sal

Modo de preparo

Abra a mussarela ao meio e "recheie" com o tomate seco. Em seguida, embrulhe com uma folha de alface escaldada, deixando as pontas para baixo. Em uma panela própria para vapor, coloque a água, os dentes de alho inteiros, a cebola, a canela, uma colher (sopa) de orégano e deixe ferver. Arrume as trouxinhas na parte furadinha, com as pontas para baixo, tampe e deixe cozinhar por 8 minutos. Enquanto isso, em uma frigideira, coloque o azeite, os dentes de alho picados e deixe dourar. Junte o caldo de galinha, deixe reduzir por 2 minutos e acrescente 1 colher (sobremesa) de orégano e a salsa. Tempere com sal. Retire as trouxinhas do vapor com cuidado, arrume em uma travessa e regue com o molho.

Tabela 1 – Safra de alimentos

	Janeiro	Fevereiro	Março	Abril	Maio	Junho	Julho	Agosto	Setembro	Outubro	Novembro	Dezembro
Verduras e legumes												
Abóbora japonesa	X	X	X	X	X	X	X	X				
Abóbora mac	X	X	X	X	X	X	X	X				
Abóbora seca	X	X	X	X	X	X	X	X				
Abobrinha	X	X	X	X	X					X	X	X
Acelga						X	X	X	X	X		
Agrião	X	X								X	X	X
Alcachofra										X	X	X
Alface					X	X	X	X	X	X	X	
Alho nacional	X								X	X		X
Alho estrangeiro	X	X	X	X	X	X						
Alho-poró	X	X	X							X	X	X
Almeirão	X							X	X	X	X	X
Aspargo	X	X	X	X								
Berinjela	X	X	X	X	X							
Beterraba	X	X							X	X	X	X	X
Brócolis	X					X	X	X	X	X		
Catalonha	X			X					X	X	X	X	X
Cebola	X	X	X							X	X	X	X
Cebolinha	X	X	X									X	X
Cenoura	X						X	X	X	X	X	X
Chicória	X							X	X	X	X	
Chuchu			X		X	X				X		
Cogumelo	X	X	X		X	X			X	X		
Couve	X	X							X	X	X	X	X
Couve-flor									X	X	X	
Erva-doce							X	X	X	X		
Ervilha						X	X	X				
Escarola	X								X	X		
Espinafre	X							X	X	X	X	X
Feijão corado	X	X		X	X					X		
Gengibre	X	X	X	X	X	X	X	X	X	X		
Gobô (ou bardana)	X	X	X	X	X						X	X
Jiló	X	X	X	X	X							
Maxixe	X	X	X	X								X
Milho verde	X	X	X	X							X	
Mostarda	X	X					X	X	X	X	X	

	Janeiro	Fevereiro	Março	Abril	Maio	Junho	Julho	Agosto	Setembro	Outubro	Novembro	Dezembro
Moyashi	X	X	X	X	X	X	X					
Nabo	X						X	X	X	X		
Palmito	X	X	X	X	X	X						
Pepino	X	X	X	X							X	X
Pimenta	X	X		X	X							
Pimentão	X	X	X	X	X							
Quiabo	X	X	X	X	X							
Rabanete	X						X	X	X	X	X	
Repolho	X	X	X	X					X	X	X	X
Rúcula	X			X	X	X	X					
Salsa	X	X		X	X	X	X	X	X	X	X	
Salsão	X	X							X	X	X	X
Tomate	X	X			X	X						X
Vagem	X		X	X	X					X	X	X

Tabela 2 – Tempo de cozimento das hortaliças

Alimento	Fervendo	Vapor	Pressão	Situação da panela
Abóbora	20-25	25-30	8-10	Tampada
Abobrinha	15-20	20-25	3-4	Tampada
Alcachofra	35-45	-	10-12	Destampada
Alho-poró	20-25	25-30	8-10	Destampada
Aspargo	5-15	7-15	1-1½	Destampada
Batata	25-35	30-45	10-15	Tampada
Batata-doce	15-25	25-30	6-8	Tampada
Berinjela	8-15	15-20	-	Tampada
Beterraba	45-90	50-90	10-18	Tampada
Brócolis	8-20	15-20	1½-2½	Destampada
Cará	30-40	45-50	10-15	Destampada
Cebola	15-25	-	3-4	Destampada
Cenoura	15-25	20-30	3-5	Tampada
Chuchu	10-15	15-20	1-2	Tampada
Cogumelo	15	20	-	Destampada
Couve	-	3-5	-	Tampada
Couve-flor	20-30	25-30	-	Destampada
Ervilha	8-20	10-20	½-1	Destampada
Espinafre	3-5	5-10	1-1½	-
Mandioca	15-20	20	10	Destampada
Mandioquinha	10-15	20	8-10	Destampada
Milho verde	5-10	10-15	1-2	Tampada
Nabo	10-20	20-25	1½-3	Destampada
Pepino	5-6	-	-	Tampada
Pimentão	10-15	-	5-8	Destampada
Quiabo	10-20	20	-	Destampada
Repolho branco	12-15	15	2-3	Destampada
Repolho verde	3-8	8-10	1-1½	Destampada
Salsão	15-20	25-30	2-3	Tampada
Tomate	5-10	10	-	Tampada
Vagem	20-35	15-30	1½-3	Destampada

SUBSTITUTOS DO GRUPO 2

MAÇÃ RECHEADA

Rendimento: 4 porções.

Ingredientes

5 colheres (sopa) de passas
2 colheres (sopa) de sementes de gergelim
3 colheres (sopa) de aveia
4 maçãs vermelhas pequenas sem o centro
1 xícara (chá) de água
2 colheres (sopa) de mel
1 colher (chá) de canela em pó
¼ de colher (chá) de noz-moscada
1 colher (sopa) de sumo de limão
½ xícara (chá) de iogurte desnatado batido com 1 colher (sopa) de mel

Modo de preparo

Misture as passas, as sementes de gergelim e a aveia. Recheie as maçãs com a mistura feita com as passas. Faça uma calda com a água, o mel, a canela e a noz-moscada, cozinhando por 5 minutos. Retire do fogo, acrescente o sumo de limão e despeje parte dessa calda sobre as maçãs recheadas. Leve ao forno médio por 30 minutos, até as maçãs ficarem macias, regando com o restante da calda. Sirva em pratos individuais e coloque o iogurte batido por cima.

COMPOTA DE MAÇÃ

Rendimento: 4 porções.

Ingredientes

½ litro de água
½ limão taiti grande
3 canelas em pau
10 cravos-da-índia
3 maçãs fuji grandes
4 colheres (sopa) de adoçante próprio para forno e fogão

Modo de preparo

Descasque as maçãs e corte cada uma em oito pedaços, tirando o miolo. Esprema o limão e reserve. Coloque todos os ingredientes em uma panela, leve ao fogo baixo e deixe ferver por 20 minutos ou até que as maçãs fiquem tenras, tomando cuidado para a calda não engrossar. Coloque o doce na geladeira e sirva quando estiver gelado.

PÊRA ASSADA COM CALDA DE AMORA

Rendimento: 8 porções.

Ingredientes

8 pêras pequenas descascadas, mas com o talo
8 colheres (chá) de margarina derretida
1 xícara (chá) de água
3 colheres (sopa) de sumo de limão
4 colheres (chá) de adoçante próprio para forno e fogão
4 colheres (sopa) de geléia de amora diet
¼ de xícara (chá) de vinho do porto

Modo de preparo

Pré-aqueça o forno médio. Em uma caçarola média, arrume as pêras com os talos para cima. Reserve. Em uma tigela, misture a margarina com a água, o sumo de limão e o adoçante. Despeje essa mistura sobre as pêras, tampe a caçarola e leve ao forno por 45 minutos. Em uma tigela, misture bem a geléia de amora com o vinho do porto até homogeneizar. Transfira as pêras para uma travessa e despeje o molho de amoras por cima. Leve à geladeira.

PÊSSEGO EM CALDA LIGHT

Rendimento: 6 porções.

Ingredientes

1 kg de pêssegos (próprios para doce, maduros e sem casca)
1 litro de água
1 colher (chá) de sumo de limão
2 colheres (sopa) de adoçante próprio para forno e fogão
6 cravos-da-índia
1 canela em pau
1 colher (chá) de amido de milho dissolvido em um pouco de água

Modo de preparo

Em uma panela coloque os pêssegos, a água, o sumo de limão e o adoçante. Deixe ferver por 10 minutos. Adicione o cravo, a canela e deixe por mais 10 minutos. Acrescente o amido de milho e mexa por mais 3 minutos. Deixe esfriar e leve à geladeira por uma hora antes de servir.

MOUSSE DE PÊSSEGO

Rendimento: 8 porções.

Ingredientes

4 pêssegos médios, levemente aferventados, sem casca e em cubos
2 pêssegos médios picados
1 copo de iogurte natural desnatado
3 colheres (sopa) de leite em pó desnatado, dissolvido em 1 xícara (chá) de água
1 colher (sopa) de adoçante
1 colher (café) de essência de baunilha
1 pacote (12 g) de gelatina em pó sem sabor, dissolvida em 6 colheres (sopa) de água
Canela em pó a gosto

Modo de preparo

Bata no liquidificador os 4 pêssegos, o iogurte, o leite em pó dissolvido, o adoçante, a baunilha e reserve. Hidrate a gelatina, aquecendo-a em banho-maria, e junte aos outros ingredientes no liquidificador, batendo tudo por 1 minuto. Acrescente os 2 pêssegos picados, mexa e distribua em 8 tacinhas. Leve à geladeira por 4 horas e polvilhe com a canela antes de servir.

BROCHETE DE ABACAXI E BANANA

Rendimento: 4 porções.

Ingredientes

1 pote de iogurte natural desnatado
2 envelopes de adoçante
1 colher (chá) de essência de baunilha
¼ de colher (chá) de canela em pó
4 fatias de abacaxi cortadas em cubos
2 bananas cortadas em rodelas
4 espetos para churrasco

Modo de preparo

Em uma tigela, misture os 4 primeiros ingredientes. Divida o abacaxi e a banana em 4 porções e enfie-os em 4 espetos de churrasco, alternando a vez de cada fruta. Leve à grelha de uma churrasqueira, a um grill ou a uma bandeja de forninho elétrico. Asse até dourar por igual, virando o espeto de vez em quando. Despeje o molho de iogurte sobre cada espetinho e sirva ainda quente.

NEVE DE LIMÃO

Rendimento: 10 porções.

Ingredientes

1 xícara (chá) de água fervente
¼ de xícara (chá) de água fria
3 colheres (chá) de gelatina em pó sem sabor
1 colher (chá) de raspas de limão
Sumo de 2 limões
2 claras em neve firmes
8 envelopes de adoçante

Modo de preparo

Em uma vasilha, amoleça a gelatina na água fria. Junte a água fervente, a raspa, o sumo de limão e o adoçante. Misture e leve à geladeira até começar a firmar. Retire da geladeira e bata na batedeira até a mistura de gelatina ficar fofa. Cuidadosamente, incorpore as claras em neve, distribua em taças e volte à geladeira por 2 horas ou até ficar firme.

MOUSSE DE GOIABA COM CALDA

Rendimento: 4 porções.

Ingredientes

Mousse

3 goiabas vermelhas, com casca, batidas com 1 xícara (chá) de água
2 claras em neve
1 envelope (12 g) de gelatina em pó sem sabor, misturada com 6 colheres (sopa) de água
2 xícaras (chá) de leite desnatado
2 colheres (sopa) de adoçante em pó

Calda

2 goiabas vermelhas cortadas em tiras (sem sementes)
2 xícaras (chá) de água
1 colher (sopa) de adoçante em pó próprio para forno e fogão

Modo de preparo

Mousse

Coe as goiabas batidas e reserve. Hidrate a gelatina em banho-maria. Bata no liquidificador as goiabas, o leite, o adoçante e misture delicadamente as claras em neve. Despeje a mousse em uma fôrma umedecida e mantenha na geladeira por 6 horas antes de servir.

Calda

Para a calda, cozinhe todos os ingredientes por 10 minutos em fogo baixo. Sirva a calda, já fria, sobre a mousse.

GELATINA DE MAÇÃ

Rendimento: 4 porções.

Ingredientes

4 maçãs ácidas pequenas em fatias sem casca
½ colher (chá) de sumo de limão
2 envelopes (24 g) de gelatina sem sabor
½ xícara (chá) de água
1 colher (chá) de canela em pó
4 colheres (sopa) de adoçante próprio para forno e fogão

Modo de preparo

Em uma panela, cozinhe as maçãs em fatias com um pouco de água, até ficarem macias. Passe em uma peneira e reserve. Em uma panelinha, amoleça a gelatina na ½ xícara (chá) de água e leve ao fogo, em banho-maria, até se dissolver. Adicione as maçãs passadas na peneira, a canela e o adoçante. Misture e divida em 4 fôrmas para gelatina. Leve à geladeira até ficar firme.

SANGRIA *AU GELATINE*

Rendimento: 6 porções.

Ingredientes

1 banana
1 maçã pequena
10 uvas pequenas
1 laranja pequena
10 morangos
½ mamão papaia
2 envelopes (24 g) de gelatina sem sabor, amolecida em ½ xícara (chá) de água fria
1 xícara (chá) de água fervente
½ xícara (chá) de vinho tinto doce
4 colheres (sopa) de suco de laranja

Modo de preparo

Em uma panela, coloque a gelatina amolecida e junte a água fervente, mexendo até dissolver bem. Junte o vinho e o suco de laranja, misture bem e adicione as frutas. Passe água em uma fôrma para gelatina e despeje a mistura. Leve à geladeira até ficar firme e desenforme em um prato raso.

GELATINA DE FRUTAS E GUARANÁ

Rendimento: 10 porções.

Ingredientes

Gelatina

2 envelopes (24 g) de gelatina em pó sem sabor
1 xícara (chá) de suco de laranja
2 xícaras (chá) de guaraná diet
2 maçãs sem casca cortadas em cubos
2 fatias de melão cortadas em cubos
2 xícaras (chá) de morangos picados
2 laranjas-pêra cortadas em cubos
1 fatia grande de melancia cortada em cubos

Calda

½ xícara (chá) de leite desnatado
3 colheres (sopa) de adoçante próprio para forno e fogão
1 colher (sopa) de amido de milho
6 colheres (sopa) de sumo de limão
1 pote de iogurte natural desnatado

Modo de preparo

Gelatina

Dissolva a gelatina em ½ xícara (chá) de água fria e leve ao fogo em banho-maria para dissolver. Junte o suco de laranja e o guaraná e reserve. Coloque as frutas intercaladas em uma fôrma média para pudim molhada e despeje a gelatina reservada por cima. Leve à geladeira por cerca de 4 horas. Desenforme e sirva com a calda de limão.

Calda

Misture o leite, o adoçante, o amido de milho e leve ao fogo baixo até engrossar. Retire e espere ficar morno. Acrescente o sumo de limão, o iogurte e bata bem.

ESPETO DE FRUTA COM CHOCOLATE

Rendimento: 4 porções.

Ingredientes

1 banana
4 uvas itália
4 gomos de mexerica
1 fatia grossa de abacaxi
3 colheres (sopa) de achocolatado em pó light
2 colheres (sopa) de margarina light
2 colheres (sopa) de leite em pó desnatado
¾ de xícara (chá) de água
4 espetos para churrasco

Modo de preparo

Coloque em cada espeto ¼ de banana, ½ abacaxi, 1 uva e 1 gomo da mexerica. Leve ao congelador por 15 minutos. Misture o achocolatado, a margarina, o leite em pó e a água em uma panela com revestimento antiaderente. Espere ferver, abaixe o fogo e continue mexendo por 3 minutos. Tire os espetos do congelador e mergulhe-os na calda ainda quente. Para a calda endurecer mais rápido, leve os espetos novamente à geladeira.

Tabela 3 – Safra de alimentos

Rendimento: 4 porções.	Janeiro	Fevereiro	Março	Abril	Maio	Junho	Julho	Agosto	Setembro	Outubro	Novembro	Dezembro
Frutas nacionais												
Abacate		X	X	X	X	X	X					
Abacate colison					X	X	X					
Abacate fortuna			X	X	X	X						
Abacate fucks	X	X										
Abacate mont		X	X	X	X							
Abacate olinda							X	X				
Abacate prince									X	X		
Abacate wagner								X	X			
Abacaxi	X	X						X	X			X
Ameixa	X	X										X
Banana climatizada	X	X	X	X	X	X						
Banana-maçã	X	X		X	X	X						
Banana-nanica	X	X		X	X	X	X					
Banana-prata				X	X	X	X	X	X			
Caju	X	X										
Caqui		X	X	X								
Figo	X	X	X	X								
Figo-da-índia	X	X	X									
Fruta-do-conde		X										
Goiaba	X	X	X	X	X							
Jaboticaba									X	X	X	X
Jaca	X	X	X	X	X	X						
Laranja	X			X	X	X	X	X				
Laranja-da-baía				X	X	X	X					
Laranja-lima			X	X	X	X	X	X				
Laranja-pêra	X			X	X	X	X	X	X			
Limão	X	X	X	X	X	X						
Limão galego	X	X	X	X	X	X	X	X	X	X	X	X
Limão taiti	X	X	X	X	X	X	X					
Maçã	X	X	X	X								
Mamão				X	X	X	X			X		
Mamão havaí					X	X	X					
Manga	X										X	X
Manga bourbon	X										X	X

Rendimento: 4 porções.	Janeiro	Fevereiro	Março	Abril	Maio	Junho	Julho	Agosto	Setembro	Outubro	Novembro	Dezembro
Manga coração de boi											X	X
Manga espada	X										X	X
Manga haden	X										X	
Maracujá azedo	X	X	X	X	X	X	X					
Maracujá doce	X	X	X	X	X							X
Melancia	X	X	X	X	X	X					X	X
Melancia kodama	X											
Melão amarelo	X	X	X					X	X			X
Melão prince						X	X	X	X			
Morango							X	X	X	X	X	
Nectarina										X	X	
Nêspera									X	X		
Pêra	X											
Pêssego	X										X	X
Tangerina cravo				X	X	X						
Tangerina murgot							X	X	X	X		
Tangerina pecan					X	X						
Uva itália	X	X	X									
Uva isabel		X	X									
Uva niágara	X											

SUBSTITUTOS DO GRUPO 3

GRANOLA TRADICIONAL I

Rendimento: Cada porção equivale a 3 colheres (sobremesa) cheias.

Ingredientes

1 xícara (chá) de aveia em flocos
1 xícara (chá) de flocos de milho sem açúcar
½ xícara (chá) de flocos de arroz
½ xícara (chá) de açúcar mascavo
½ xícara (chá) de gérmen de trigo cru
½ xícara (chá) de leite de coco ou 1 xícara (chá) de coco fresco ralado
2 colheres (sopa) de gergelim branco
¼ de xícara (chá) de castanhas-do-pará moídas ou picadas
½ xícara (chá) de uva-passa sem sementes (opcional)

Modo de preparo

Misture todos os ingredientes, menos as passas. Despeje em um tabuleiro untado com pouquíssima margarina e leve ao forno médio por 10 minutos. Mexa de vez em quando, baixando a chama para que não queime. Deve ficar bem seco. Retire, misture as passas e guarde frio em recipiente bem fechado.

GRANOLA TRADICIONAL II

Rendimento: Cada porção equivale a 3 colheres (sobremesa) cheias.

Ingredientes

1 xícara (chá) de farelo de trigo
1 ½ xícara (chá) de aveia em flocos
½ xícara (chá) de gérmen de trigo
2 colheres (sopa) de óleo de canola
¼ de xícara (chá) de nozes picadas
4 colheres (sopa) de mel
2 colheres (sopa) de açúcar mascavo
½ xícara (chá) de coco desidratado
½ xícara (chá) de uva-passa sem sementes
½ xícara (chá) de ameixas pretas picadas

Modo de preparo

Misture todos os ingredientes, exceto as frutas desidratadas. Coloque em um refratário e leve ao microondas por 3 minutos, na potência alta. Mexa bem. Retorne-o ao microondas por 2-3 minutos, na potência alta. Adicione as frutas e mexa bem. Depois de frio, guarde em vidro bem tampado, de preferência na geladeira (também pode ser congelado).

Obs.: Nunca use açúcar refinado ou adoçante nesta receita.

GRANOLA DE AMÊNDOAS

Rendimento: Cada porção equivale a 3 colheres (sobremesa) cheias.

Ingredientes

100 g de gérmen de trigo
50 g de farelo de trigo
350 g de flocos de milho sem açúcar
200 g de aveia em flocos
50 g de amêndoas
100 g de uva-passa
50 g de semente de linhaça
2 colheres (sopa) de mel
1 colher (sobremesa) de manteiga

Modo de preparo

Derreter em uma panela grande, em fogo baixo, 1 colher (sobremesa) de manteiga. Assim que a manteiga derreter, junte a aveia e mexa em fogo baixo até que fique dourada. Mexa sem parar. Acrescente todos os demais ingredientes, deixando os flocos de milho por último, e mexa devagar, sempre em fogo baixo. Em seguida, acrescente o mel gradativamente, sempre mexendo.

Obs.: O mel não pode esquentar muito para não perder suas propriedades. O mel tem apenas a função de formar uma liga e unir os ingredientes pequenos (sementes, flocos de aveia, farelo). Não pode ficar muito molhado. Retire da panela, deixe esfriar e armazene em um vidro de boca larga. Manter bem fechado.

GRANOLA DE FRUTAS

Rendimento: Cada porção equivale a 3 colheres (sobremesa) cheias.

Ingredientes

2 colheres (sopa) de uva-passa
2 colheres (sopa) de farelo de trigo
2 colheres (sopa) de aveia em flocos
1 colher (sopa) de gérmen de trigo
2 colheres (sopa) de castanha-de-caju picada
3 colheres (sopa) de frutas desidratadas (mamão, banana)
3 colheres (sopa) de centeio em flocos

Modo de preparo

Deixe a uva-passa de molho na água por 10 minutos. Seque-a e reserve. Toste separadamente cada um dos grãos e farelos. Coloque a uva-passa, os grãos, farelos e frutas em uma tigela, misture bem e conserve em vidros hermeticamente fechados.

GRANOLA DIET

Rendimento: Cada porção equivale a 3 colheres (sobremesa) cheias.

Ingredientes

2 xícaras (chá) de aveia em flocos
2 xícaras (chá) de cevada em flocos
1 xícara (chá) de farelo de trigo
4 xícaras (chá) de PTS (proteína texturizada de soja)
2 xícaras (chá) de maçã desidratada picada em quadradinhos
2 colheres (sopa) de uva-passa preta sem caroço
2 colheres (sopa) de amêndoas torradas e picadas

Para temperar

1 xícara (chá) de adoçante granular (próprio para forno e fogão)
1 colher (café) de canela em pó
½ colher (café) de noz-moscada
1 xícara (chá) de suco de maçã

Modo de preparo

Em uma assadeira de 40 cm x 35 cm, coloque a aveia, a cevada, o farelo, a PTS e a maçã. Misture bem, polvilhe com o adoçante, a canela, a noz-moscada e espalhe com uma colher de pau. Leve ao forno pré-aquecido em temperatura alta, mexendo a cada 10 minutos, e deixe assar por uma hora para que fique crocante. Nos últimos 10 minutos, regue com o suco de maçã e mexa bem até que este seque completamente e esteja misturado em toda a granola. Retire a assadeira do forno e deixe esfriar por completo. Depois junte a uva-passa e as amêndoas e guarde em um vidro esterilizado e lacrado.

BARRINHA DE GELÉIA DE FRUTAS VERMELHAS

Rendimento: 10 porções.

Ingredientes

1 vidro (200 ml) de geléia diet sabor framboesa ou morango
Sumo de ½ limão
1 colher (chá) de amido de milho
4 colheres (sopa) de nozes picadas
3 xícaras (chá) da receita de granola pronta
1 xícara (chá) de pêra desidratada picada

Modo de preparo

Em uma panela, coloque a geléia, o sumo de limão, o amido de milho e misture bem. Deixe ferver por 5 minutos e junte as nozes. Em uma vasilha coloque as xícaras de granola, a pêra e acrescente a geléia preparada. Misture bem. Coloque em uma fôrma de 20 cm x 25 cm untada com óleo de canola, alise com uma espátula e deixe secar por 12 horas, fora da geladeira, em local fresco. Corte com uma faca afiada em quadrados de 5 cm e embrulhe em papel celofane.

MUSLIX

Rendimento: Cada porção equivale a 4 colheres (sopa) cheias.

Ingredientes

½ xícara (chá) de aveia em flocos
½ xícara (chá) de flocos de trigo
¼ de xícara (chá) de gérmen de trigo tostado
¼ de xícara (chá) de uva-passa
½ xícara (chá) de frutas secas – maçã, damasco, pêra, banana etc.
½ xícara (chá) de castanhas de sua preferência
2 colheres (sopa) de leite em pó desnatado
1 ½ colher (sopa) de adoçante próprio para forno

Modo de preparo

Separe todos os ingredientes pedidos na receita. Pique as frutas secas em cubos pequenos. Coloque todos os ingredientes em um recipiente e misture bem. Guarde em um recipiente com tampa, de preferência fechado hermeticamente.

PÃO INTEGRAL LIGHT

Rendimento: 25 porções.

Ingredientes

1 tablete de fermento biológico
1 colher (sopa) de mel de abelha
¼ de xícara (chá) de óleo de canola
1 xícara (chá) de água morna
¼ de xícara (chá) de aveia em flocos grande integral
1 xícara (chá) de farinha de trigo integral
1 xícara (chá) de farinha de trigo branca

Modo de preparo

Dissolva o fermento biológico no mel, acrescente o óleo, a água e misture. Acrescente a aveia e depois, aos poucos, as duas farinhas, até a massa desgrudar das mãos. Deixe a massa descansar por 45 minutos e leve ao forno médio por 1 hora.

MASSA BÁSICA DE PANQUECAS

Rendimento: 12 unidades.

Ingredientes

2 ovos
½ xícara (chá) farinha de trigo
½ xícara (chá) de amido de milho
1 ½ xícara (chá) de leite desnatado
1 ½ colher (chá) de sal
1 colher (sopa) de óleo

Modo de preparo

Bata os ingredientes no liquidificador até formar uma massa homogênea e bem líquida. Deixe descansar na geladeira por 30 minutos. Saltear em frigideira nº. 18, 50 ml = ¼ de xícara (chá), cada porção.

Variação de apresentações

Obs.: Acrescentar à massa beterraba, cenoura ou espinafre para dar cor.

ARROZ INTEGRAL BÁSICO

Rendimento: Cada porção equivale a 4 colheres (sopa) cheias.

Ingredientes

1 colher (chá) de azeite de oliva
1 cebola picada
1 dente de alho bem picadinho
1 xícara (chá) de arroz integral cru lavado e escorrido
2 xícaras (chá) de água

Modo de preparo

Em uma panela refogue, em fogo médio, o azeite com a cebola, o alho e o arroz. Adicione a água. Quando começar a ferver, abaixe o fogo. Tampe a panela e deixe cozinhando por 45 minutos. Depois que toda água secar, desligue o fogo e acrescente o sal se necessário.

ARROZ INTEGRAL À GREGA

Rendimento: Cada porção equivale a 4 colheres (sopa) cheias.

Ingredientes

1 colher (chá) de azeite de oliva
1 cebola picada
1 colher (chá) de sumo de limão
1 cenoura picada
1 xícara (chá) de arroz integral cru lavado e escorrido
2 xícaras (chá) de caldo galinha
2 colheres (sopa) de cebolinha verde picada

Modo de preparo

Em uma panela refogue, em fogo médio, o azeite com a cebola, a cenoura e o arroz. Adicione o caldo de galinha dissolvido em água. Quando começar a ferver, abaixe o fogo. Tampe a panela e deixe cozinhando por 45 minutos. Depois que toda água secar, desligue o fogo e acrescente o sumo de limão e a cebolinha picada. Sirva quente.

ARROZ VERDE

Rendimento: Cada porção equivale a 4 colheres (sopa) cheias.

Ingredientes

1 ½ xícara (chá) de caldo de galinha (360 ml)
1 xícara (chá) de arroz cru (200 g)
¾ de xícara (chá) de cebolinha verde picada
¾ de xícara (chá) de salsinha picada
1 colher (sopa) de azeite
1 colher (sopa) de margarina light

Modo de preparo

Em uma panela média, coloque o azeite e a margarina light e leve ao fogo médio para aquecer. Junte a cebolinha e a salsinha. Frite por 1 minuto, mexendo sempre. Junte o arroz e frite, mexendo sempre, por cerca de 3 minutos ou até que os grãos estejam bem impregnados de gordura. Adicione o caldo de galinha e deixe levantar fervura. Abaixe o fogo, tampe e cozinhe por cerca de 20 minutos ou até que todo o líquido tenha sido absorvido e o arroz esteja macio. Antes de servir, mexa com um garfo.

ARROZ COM AÇAFRÃO

Rendimento: Cada porção equivale a 4 colheres (sopa) cheias.

Ingredientes

4 xícaras (chá) de arroz lavado e escorrido
3 colheres (sopa) de azeite de oliva ou óleo vegetal
1 cebola média picada fina
1 colher (café) de açafrão em pó
1 xícara (chá) de vinho branco
Salsinha para polvilhar
Uvas frescas para decorar

Modo de preparo

Refogue a cebola no azeite ou óleo até ficar transparente. Junte o arroz e tempere com sal. Dissolva o açafrão em 7 xícaras (chá) de água quente e despeje sobre o arroz. Espere retomar a fervura e abaixe o fogo, cozinhando com a panela semitampada por cerca de 10 minutos ou até que a água comece a secar. Acrescente o vinho, complete o cozimento e reserve. Passe o arroz para uma fôrma de anel e deixe-o ali por 5 minutos. Desenforme-o sobre um prato de servir e, antes de levar à mesa, polvilhe com salsinha.

ARROZ CREMOSO COM ERVAS

Rendimento: Cada porção equivale a 4 colheres (sopa) cheias.

Ingredientes

3 colheres (sopa) de arroz integral cozido
2 colheres (chá) de alho picado
1 colher (sopa) de manjericão
1 colher (sopa) de orégano
1 colher (café) de pimenta vermelha
1 colher (chá) de gengibre
1 colher (sopa) de requeijão light
2 colheres (chá) de salsinha

Modo de preparo

Aqueça o arroz com o requeijão e depois misture as ervas, salpicando com a salsinha por último.

ARROZ COM ESPINAFRE E CENOURA

Rendimento: Cada porção equivale a 4 colheres (sopa) cheias.

Ingredientes

4 xícaras (chá) de arroz cozido
1 xícara (chá) de espinafre cozido e picado
1 cenoura grande ralada
1 colher (sopa) de margarina light

Modo de preparo

Misture metade do arroz com o espinafre e 1 colher (sopa) de margarina. Faça o mesmo com a cenoura. Coloque o arroz com cenoura em uma fôrma de pudim média untada e o arroz com espinafre por cima. Aperte bem e desenforme.

REFOGADO DE CEVADINHA

Rendimento: Cada porção equivale a 3 colheres (sopa) cheias.

Ingredientes

1 xícara (chá) de cevadinha em grão
2 xícaras (chá) de água
2 colheres (chá) de azeite de oliva
1 cebola picada
1 dente de alho bem picado
Sal

Modo de preparo

Em uma panela de pressão destampada, toste a cevadinha sozinha até ficar bem seca. Adicione o azeite, a cebola, o alho, o sal e deixe refogar. Coloque a água, tampe a panela e deixe cozinhar por 20 minutos depois que a válvula começar a chiar.

RISOTO COM "7 CEREAIS"

Rendimento: Cada porção equivale a 4 colheres (sopa) cheias.

Ingredientes

1 xícara (chá) de 7 cereais
1 xícara (chá) de caldo de galinha
4 ½ xícaras (chá) de água
100 ml de vinho branco
1 colher (sobremesa) de azeite de oliva
1 cebola bem picada
1 alho-poró pequeno picado em rodelas
1 colher (chá) de requeijão light

Modo de preparo

Cozinhe os 7 cereais em 3 ½ xícaras (chá) de água durante aproximadamente 45 minutos, em fogo brando, com a tampa parcialmente fechada. Depois de cozido, reserve. Em uma panela, refogue a cebola e o alho-poró no azeite, até ficar "transparente". Acrescente o arroz e refogue por mais alguns minutos, acrescente o vinho branco e deixe secar. Coloque aos poucos o caldo e a xícara de água que sobrou, conforme for secando. Desligue o fogo, acrescente o requeijão light e sirva em seguida.

FAROFA RICA EM FIBRAS

Rendimento: Cada porção equivale a 2 colheres (sobremesa) cheias.

Ingredientes

1 colher (sopa) de farelo de trigo
1 colher (sopa) de gérmen de trigo
1 colher (sopa) de molho de soja
½ xícara (chá) de proteína texturizada de soja granulada
1 abobrinha picada
1 cebola picada
1 colher (sobremesa) de azeite de oliva
¼ de xícara (chá) de farinha de mandioca
Shoyu

Modo de preparo

Refogue a cebola no azeite com shoyu, acrescente a abobrinha e refogue até ficar macia. Inclua os outros ingredientes e misture até homogeneizar.

BATATAS DIFERENTES

Rendimento: Cada porção equivale a 4 colheres (sobremesa) cheias.

Ingredientes

1 cebola média picada grosseiramente
6 batatas médias
2 colheres (sopa) de azeite de oliva
Sal e pimenta-do-reino

Modo de preparo

Descasque as batatas e rale-as no ralador grosso. Coloque o azeite e a cebola picada em uma frigideira antiaderente, até que a mistura fique macia, e inclua a batata ralada. Descarte a gordura. Com um papel absorvente, retire o excesso de gordura da frigideira e aqueça-a novamente. Acrescente um pouco da mistura de batatas para fazer um disco de 15 cm de diâmetro por 1 cm de altura. Doure, tempere com sal e pimenta e vire para dourar bem o outro lado. Repita esse processo até utilizar toda a batata.

BATATAS CROCANTES ASSADAS

Rendimento: Cada porção equivale a 4 colheres (sobremesa) cheias.

Ingredientes

4 batatas médias descascadas
1 colher (sopa) de alecrim fresco
2 colher (sopa) de castanha-de-caju picada
¼ de xícara (chá) de azeite de oliva

Modo de preparo

Unte uma assadeira retangular pequena, de 28 cm x 19 cm, e reserve. Pré-aqueça o forno em temperatura média (180°C). Cozinhe as batatas em água, escorra e coloque-as na assadeira reservada. Em uma tigela, misture o azeite e o alecrim. Passe essa mistura sobre as batatas e polvilhe a castanha-de-caju. Leve ao forno por cerca de 20 minutos ou até dourar. Sirva em seguida.

PURÊ DE MANDIOQUINHA LIGHT

Rendimento: Cada porção equivale a 2 colheres (sobremesa) cheias.

Ingredientes

800 g de mandioquinha cozida
1 ½ xícara (chá) de leite desnatado
2 colheres (sopa) de requeijão light
Sal
Salsinha picada

Modo de preparo

Cozinhe as mandioquinhas descascadas. Esprema em um espremedor de batatas. Leve ao fogo com o requeijão light e o leite desnatado, mexendo sempre até atingir o ponto. Tempere com sal. Desligue o fogo, mexendo para homogeneizar. Sirva salpicado com salsinha picada.

NHOQUE DE MANDIOQUINHA

Rendimento: Cada porção equivale a 1 colher (servir) cheia.

Ingredientes

2 xícaras (chá) de mandioca cozida
2 claras de ovo
1 colher (sopa) de margarina light
½ xícara (chá) de farinha de trigo
Sal

Modo de preparo

Cozinhe a mandioca na água com sal e passe em um espremedor. Adicione as claras, a margarina light e amasse bem. Vá acrescentando a farinha de trigo aos poucos. Faça os nhoques e cozinhe em bastante água fervente, até que subam à superfície. Coloque em uma travessa e cubra com o molho de sua preferência.

Tabela 4 – Safra de alimentos

	Janeiro	Fevereiro	Março	Abril	Maio	Junho	Julho	Agosto	Setembro	Outubro	Novembro	Dezembro
Tubérculos												
Batata	X	X	X						X	X	X	X
Batata-doce	X	X	X	X	X	X	X					
Inhame	X	X	X	X	X	X	X	X	X	X	X	X
Mandioca	X	X	X	X	X	X	X					
Mandioquinha	X	X	X	X	X	X	X	X	X			
Cará			X	X	X			X				

SUBSTITUTOS DO GRUPO 4

REQUEIJÃO LIGHT

Rendimento: Quatro copos tradicionais de requeijão de 250 ml. Cada porção equivale a 2 colheres (sopa).

Ingredientes

1 litro de leite semidesnatado
1 caixinha de creme de leite light
5 colheres (sopa) de amido de milho
1 pitada bem suave de sal
2 colheres (sopa) bem cheias de margarina light

Modo de preparo

Coloque a margarina na panela, deixe derreter e desligue o fogo. Acrescente o leite em uma panela; antes de levar ao fogo dissolva o amido de milho e acrescente o sal. Quando os ingredientes já estiverem com uma consistência bem "durinha", acrescente em fogo baixo o creme de leite e espere engrossar um pouco. Depois de pronto, coloque na geladeira por aproximadamente uma hora ou até que esfrie. Está pronto o requeijão que você geralmente encontra nos supermercados. Você pode também fazer outras versões, como os requeijões com um pouquinho de queijo cheddar, ervas finas, alho ou o sabor que mais lhe agradar.

RICOTA LIGHT CASEIRA

Rendimento: 200 g de ricota. Cada porção equivale a 3 fatias pequenas de 30 g cada.

Ingredientes

1 litro de leite desnatado
2 colheres (sopa) de vinagre branco ou sumo de limão
1 colher (chá) de sal

Modo de preparo

Leve o leite ao fogo. Quando ferver, diminua a chama e acrescente o vinagre (ou o sumo de limão) e deixe fervendo em fogo brando, por 5-10 minutos, até formar um soro amarelado. Desligue e deixe esfriar. Coe em peneira bem fina.

QUEIJO MINEIRO CASEIRO

Rendimento: 1 queijo de 2,4 kg. Cada porção equivale a 1 fatia grande de 50 g.

Ingredientes

20 litros de leite de vaca
15 ml de coalho (ou 3 tampas da embalagem)
2 colheres (grandes) bem cheias de sal
½ copo de água filtrada

Utensílios
1 prensa para queijo
1 fôrma furada desmontável
1 tábua de madeira redonda para tampar a fôrma
Papel-alumínio para embrulhar a tábua
1 fralda de pano para forrar a fôrma

Modo de preparo

Em uma panela funda, esquente o leite a uma temperatura de 35ºC, até ficar morninho. Dilua o coalho na água e junte ao leite. Vá mexendo, até estar na temperatura de uma mamadeira. Tampe, desligue o fogo e deixe descansar por 1 hora. Agora, esquente novamente para juntar a massa. É só o tempo de juntar a massa. Junte com as próprias mãos. Ainda com as mãos, separe a massa do soro. Coloque na fôrma furada, forrada com a fralda, dentro de uma vasilha, para onde vai escorrer o soro.

Dica 1: Se quiser colocar algum tempero, como pimenta ou tomate seco, tire a metade do soro.

Deixe por 2 horas com o pano. Coloque na prensa, tampe com a tábua forrada com papel-alumínio. Prense durante uns 5 minutos, por cinco vezes. É preciso prensar várias vezes para sair bem o soro. Depois de 5 horas, retire do pano e da fôrma. Corte as sobras.

Dica 2: Para ficar bem amarelinho, deixe por dois ou três dias na geladeira. Vá virando o queijo.

Obs.: Lave a fralda com álcool, detergente e, por último, passe no vinagre para tirar bem a gordura.

IOGURTE CASEIRO DESNATADO

Rendimento: 1,2 litro. Cada porção equivale a 1 copo (requeijão) raso ou 200 ml.

Ingredientes

1 litro de leite desnatado
1 pote de iogurte desnatado com consistência firme (200 g)
2 colheres (sopa) de leite em pó desnatado

Modo de preparo

Ferva o leite, deixe-o em temperatura ambiente, misture o iogurte desnatado e o leite em pó. Deixe abafado por 12 horas. Se quiser, adicione frutas.

SORVETE DE IOGURTE

Rendimento: 3 porções.

Ingredientes

600 g de iogurte desnatado
60 ml de soda limonada diet/light
60 ml de água
Sumo de ½ limão
Casca do limão
20 g de gengibre cristalizado
2 colheres (sopa) de cardamomo em pó
Sementes de cardamomo para decorar

Modo de preparo

Em uma panela, aqueça a água, o sumo de limão, a soda limonada e a casca de limão, em fogo baixo, até formar uma calda. Desligue o fogo e deixe amornar. À parte, rale o gengibre bem fininho. Enquanto isso, coloque 4 copos na geladeira para que fiquem bem gelados na hora de servir. Despeje o iogurte em uma tigela e vá incorporando aos poucos a calda cítrica, batendo bastante. Acrescente o cardamomo, o gengibre ralado e bata mais um pouco. Leve a tigela ao congelador por 45 minutos. Quando o iogurte começar a ter uma consistência cremosa, retire-o. Em seguida, bata com força a mistura e distribua nos copos gelados. Salpique as sementes de cardamomo por cima e sirva imediatamente.

LEITE CONDENSADO LIGHT

Rendimento: 15 porções.

Ingredientes

2 xícaras (chá) de leite em pó desnatado
¾ de xícara (chá) de água fervente
1 colher (chá) de adoçante próprio para ir ao fogo
1 colher (sopa) rasa de margarina light

Modo de preparo

Separe todos os ingredientes e bata tudo no liquidificador por aproximadamente 5 minutos. Feito isso, retire e deixe o leite condensado descansar por uma noite na geladeira para ganhar aquela consistência cremosa do leite condensado tradicional. Depois é só usar normalmente nas suas receitas. Na geladeira, bem fechado, ele dura até uma semana.

SUBSTITUTOS DO GRUPO 5

CARNE MOÍDA REFOGADA

Rendimento: 10 porções.

Ingredientes

2 colheres (sopa) de azeite ou óleo vegetal (soja, canola)
1 cebola grande picadinha
4 dentes de alho amassados
1 kg de carne moída (patinho ou coxão mole)
4 tomates picados
1 pitada de açúcar
2 batatas descascadas cortadas em cubos
Azeitonas picadas
Cheiro-verde picadinho
Sal a gosto

Modo de preparo

Frite o alho e a cebola no óleo, junte a carne moída e refogue bem. Acrescente os tomates, a pitada de açúcar e as batatas, misture e cozinhe por 5 minutos. Acrescente as azeitonas, o cheiro-verde, acerte o sal e misture delicadamente.

CARNE MOÍDA COM LEGUMES

Rendimento: 8 porções.

Ingredientes

500 g de patinho moído
Sal e pimenta-do-reino a gosto
1 colher (sopa) de óleo vegetal
1 cebola média picada
4 dentes de alho picados
1 tomate médio picado
1 cenoura média cortada em rodelas
1 chuchu médio cortado em cubos pequenos
1 ½ xícara (chá) de vagem picada
½ xícara (chá) de água
1 colher (chá) de orégano

Modo de preparo

Tempere a carne com sal e pimenta-do-reino a gosto. Em uma panela grande, aqueça o óleo em fogo alto e refogue a cebola, o alho e o tomate. Acrescente a carne moída, refogando-a. Adicione os legumes (cenoura, chuchu e vagem) e a água. Deixe ferver. Reduza a chama e cozinhe, mexendo de vez em quando, até a carne cozinhar (cerca de 30 minutos). Desligue o fogo e acrescente o orégano, misturando-o bem. Deixe a panela tampada por 5 minutos e sirva a seguir.

HAMBÚRGUER LIGHT

Rendimento: 1 porção.

Ingredientes

60 g de carne moída magra
1 colher (chá) de mostarda
1/3 do pacotinho ou tablete de caldo de carne com 0% de gordura
Azeite de oliva para grelhar

Modo de preparo

Misture a carne com a mostarda e o caldo de carne. Com as mãos, forme uma bolinha e achate, para que fique no formato de um hambúrguer. Aqueça uma frigideira em fogo baixo, pincele um pouco de azeite e retire o excesso com um guardanapo. Coloque a bolinha de carne para grelhar.

BIFE ACEBOLADO

Rendimento: 4 porções.

Ingredientes

1 colher (sopa) de shoyu light
1 dente de alho esmagado
½ xícara (chá) de caldo de carne
1 colher (sobremesa) de vinagre
2 cebolas cortadas em rodelas finas
1 colher (café) de orégano
1 colher (sopa) de salsa picada
4 bifes (75 g cada) de contrafilés limpos e sem gordura
2 tomates em cubos, sem pele nem sementes

Modo de preparo

Em um refratário, coloque o shoyu, o alho e 2 colheres (sopa) do caldo de carne. Deixe os bifes nesse tempero por 30 minutos. Em uma frigideira antiaderente, coloque mais 2 colheres (sopa) de caldo de carne e leve ao fogo para esquentar. Frite os bifes e reserve. Na mesma frigideira, coloque mais 2 colheres (sopa) de caldo de carne e a cebola para refogar. Acrescente o tomate, o orégano, o restante do caldo de carne e o vinagre. Deixe ferver até engrossar. Acrescente os bifes e deixe ferver por 2 minutos. Polvilhe a salsa e sirva quente.

BERINJELA RECHEADA

Rendimento: 4 porções.

Ingredientes

2 berinjelas cortadas ao meio
2 colheres (sopa) de óleo
2 dentes de alho amassados
1 cebola média picada
250 g de carne moída
1 colher (sopa) de salsinha picada
1 tomate maduro
Sal e pimenta-do-reino a gosto
2 colheres (sopa) de pimentão vermelho picado (opcional)
¼ de xícara (chá) de queijo-de-minas ralado

Modo de preparo

Retire um pouco da polpa de cada metade da berinjela. Reserve. Em uma frigideira com o óleo, refogue o alho e a cebola até murcharem. Acrescente a carne moída, a salsinha, o pimentão, o tomate e refogue até a carne perder a cor rosada. Adicione a polpa da berinjela, tempere e misture. Recheie cada metade da berinjela e por cima polvilhe com o queijo-de-minas ralado. Leve ao forno quente (100ºC), pré-aquecido, por 15 minutos. Sirva logo.

FILÉ AO MOLHO DE ESTRAGÃO

Rendimento: 4 porções.

Ingredientes

Ovos poché

2 colheres (sopa) de vinagre
½ colher (sobremesa) de sal
4 ovos

Molho

1 cebola pequena
6 colheres (sopa) caldo de carne
2 colheres (sopa) de vinagre
5 grãos de pimenta-do-reino
3 gemas
4 colheres (sopa) de margarina light
Sal e pimenta
1 colher (chá) de salsinha picada
1 colher (chá) de estragão picado
2 colheres (sopa) de massa de tomate

Bifes

4 bifes de filé mignon cortados como *tournedos* (300 g)
Sal e pimenta
4 folhas de alface

Modo de preparo:

Ovos *poché:* Ferva 1 litro de água com o vinagre e o sal em uma frigideira rasa; em seguida, abaixe o fogo. Quebre os ovos um a um em cima de um pires e passe-os deste para a água fervente. Deixe cozinhar durante uns 4 minutos. Retire-os com uma escumadeira e corte as bordas da clara para que fique arredondada. Aqueça uma tigela, ponha os ovos e cubra para mantê-los aquecidos.

Molho: Pique a cebola e afervente com o caldo de carne, o vinagre e os grãos de pimenta quebrados. Coe e reserve o caldo. Bata as gemas com 1 colher (sopa) de água morna. Aqueça em banho-maria, batendo continuamente até a mistura ficar cremosa. Não deixe a água do banho-maria ferver. Derreta a margarina light em fogo baixo e vá juntando aos poucos ao creme de gema, sem parar de bater. Em seguida, acrescente o caldo das cebolas e tempere com sal e pimenta. Adicione a salsinha, o estragão e a massa de tomate. Conserve o molho quente.

Bifes: Grelhe os bifes em uma frigideira antiaderente ou em um grill. Passe cada lado primeiro durante 2 minutos, depois por mais 4 minutos. Tempere com sal e pimenta e coloque sobre as folhas de alface. Ponha um ovo *poché* sobre cada bife e cubra com molho. Sirva a seguir.

Obs.: Sempre trabalhe os bifes com pinças, nunca com garfo ou utensílio que espete ou corte a carne.

BIFE COM CHAMPIGNON

Rendimento: 2 porções.

Ingredientes

2 bifes de alcatra (150 g)
1 colher (chá) de margarina light
1 colher (sopa) de farinha de trigo
1 tablete de caldo de carne
½ xícara (chá) de água
1 xícara (chá) de champignon em conserva cortado em fatias

Modo de preparo

Dissolva o caldo de carne na ½ xícara de água. Em uma frigideira antiaderente, grelhe os bifes. Em outra frigideira, refogue o champignon na margarina light. Salpique a farinha de trigo e adicione o caldo de carne, mexendo bem. Junte os bifes e cozinhe até o ponto desejado. Sirva com o molho do cozimento.

BIFE A ROLÊ

Rendimento: 1 porção.

Ingredientes

1 bife de 80 g sem gordura aparente
Sal a gosto
½ cenoura descascada
1 colher (chá) de óleo
1 colher (sobremesa) de tomate picado
1 colher (chá) de cebola picada
1 colher (chá) de salsinha picada
1 colher (chá) de cebolinha picada

Modo de preparo

Bata a carne para amaciá-la. Tempere com sal. Recheie o bife com a cenoura, fechando-o com um palito. Faça um refogado com o óleo, o tomate e a cebola, colocando o bife. Deixe refogar por 5 minutos e acrescente ½ xícara (chá) de água para que a carne fique bem cozida. Sirva o bife com o molho formado no cozimento e, por cima, acrescente a salsinha e a cebolinha.

CARNE COM MOLHO DE LARANJA

Rendimento: 10 porções.

Ingredientes

500 g de carne magra picada
1 xícara (chá) de suco de laranja
2 colheres (sopa) de shoyu
1 colher (sopa) de raspas de laranja
Sal e pimenta-do-reino a gosto
1 colher (sopa) de alecrim
1 cebola cortada em rodelas
1 xícara (chá) de água
1 colher (sopa) de amido de milho
½ colher (sopa) de adoçante em pó

Modo de preparo

Coloque a carne cortada em cubos em um refratário e misture o suco de laranja, o shoyu, as raspas de laranja, o sal, a pimenta-do-reino, o alecrim e a cebola. Tampe e leve ao microondas, em potência média, por 20 minutos ou até que a carne esteja macia. Mexa a cada 3 minutos. Retire, coe o molho que se formou e misture com o amido de milho, o adoçante e a água. Misture bem e leve ao microondas, em potência alta, por 2-3 minutos para engrossar. Despeje o molho sobre a carne e sirva.

FILÉ PRESIDENTE

Rendimento: 4 porções.

Ingredientes

4 filés de mignon (300 g)
2 dentes de alho amassados
1 colher (sopa) de ervas finas
1 ramo de alecrim
2 colheres (sopa) de margarina light
1 cebola em rodelas grossas
2 colheres (sopa) de shoyu
2 colheres (sopa) de molho de tomate
2 colheres (sopa) de cogumelos cortados em lâminas
1 colher (sobremesa) de mostarda
Sal e pimenta-do-reino a gosto

Modo de preparo

Derreta a margarina light e frite os filés temperados com sal, mostarda e pimenta-do-reino. Retire do fogo e reserve. Na mesma panela acrescente alho, ervas finas, cebola, alecrim, sal, molho de tomate, shoyu e cogumelos. Refogue mais um pouco e jogue por cima dos filés.

FILÉ MIGNON COM AMEIXAS

Rendimento: 6 porções.

Ingredientes

2 colheres (sobremesa) de azeite de oliva
500 g de filé mignon cortado em tiras
Sal a gosto
2 colheres (sopa) de molho inglês
1 colher (sopa) de mostarda
½ xícara (chá) de ameixa preta seca e sem caroço

Modo de preparo

Em uma frigideira grande, esquente o azeite e frite as tiras de filé mignon. Tempere com o sal. Misture os outros ingredientes e deixe que aqueçam. Coloque em uma travessa e sirva quente.

ESTROGONOFE LIGHT

Rendimento: 4 porções.

Ingredientes

½ xícara (chá) de cebola picada
1 colher (sopa) de azeite de oliva
250 g de filé mignon em tiras grelhado
Pimenta-do-reino a gosto
1 colher (chá) de mostarda
½ tablete de caldo de carne
½ xícara (chá) de polpa de tomate
½ xícara (chá) de cogumelos em conserva cortados
1 fatia de pão de fôrma sem casca
½ xícara (chá) de leite desnatado

Modo de preparo

Refogue a cebola no azeite. Adicione a carne grelhada, a pimenta, a mostarda e o caldo de carne, refogando por 2 minutos. Junte a polpa de tomate e os cogumelos cortados. Misture bem. Deixe cozinhar por 15 minutos. Desmanche a fatia de pão no leite e acrescente à carne. Cozinhe até engrossar, por cerca de 5 minutos. Sirva a seguir.

BIFE AO MOLHO DE ALHO

Rendimento: 10 porções.

Ingredientes

1 kg de bifes de coxão mole
Sal
Pimenta-do-reino
Alecrim
½ xícara (chá) de água
3 tomates picados
2 colheres (sopa) de óleo
6 dentes de alho picados
1 cebola picada

Modo de preparo

Tempere os bifes com sal, pimenta, alecrim e reserve. Bata no liquidificador a água e o tomate. Deixe reservado. Em uma panela, aqueça o óleo e refogue o alho e a cebola até dourar (sem queimar). Acrescente os bifes e frite-os de ambos os lados. A seguir, adicione os tomates e deixe cozinhando até formar um molho. Desligue o fogo e sirva acompanhado de arroz.

FRANGO ASSADO

Ingredientes

1 frango de aproximadamente 1,5 kg
Alho picado
Sal
Salsa picada
Pimenta-do-reino
Temperos variados a seu gosto (louro, alecrim, manjericão, sálvia, segurelha, açafrão; o que você quiser – use um ou dois deles)
Sumo de 1 limão ou ¼ de xícara (chá) de vinagre ou vinho branco
1 colher (sopa) cheia de margarina light
Se gostar, junte ¼ de pimentão vermelho picado miudinho aos temperos

Modo de preparo

Tempere o frango, já descongelado, com todos os temperos e deixe descansar por, no mínimo, três horas – melhor que seja de véspera. Atente para que o tempero atinja toda a carne, esfregando-o por toda a ave. Antes de levar ao forno, espalhe sobre o frango uma colher (sopa) cheia de margarina light. Deixe-o na assadeira com o peito para baixo. Um frango pequeno não necessita ser coberto com papel-alumínio antes de ir ao forno, apenas aqueles com mais de 2 kg. Lembre-se de regá-lo com o molho que se forma na assadeira, de meia em meia hora. Vire o frango, com a ajuda de um garfo, após cerca de uma hora assando, para que o peito doure. Deixe-o em forno alto, por cerca de 1 hora e meia, até que fique bem dourado.

FILÉ DE FRANGO COM ALECRIM

Rendimento: 2 porções.

Ingredientes

200 g de filé de peito de frango
½ colher (chá) de pimenta-do-reino
¼ de xícara (chá) de alecrim
¼ de xícara (chá) de purê de tomate, dividido em duas porções
4 colheres (chá) de maionese light

Modo de preparo

Em uma fôrma, salpique o frango com a pimenta e o alecrim. Com cuidado, espalhe 2 colheres (sopa) do purê de tomate por cima. Leve ao forno moderado por 18 minutos ou até que o frango esteja cozido. Misture a outra metade do purê com a maionese e distribua por cima do frango; retorne-o ao forno por mais 1 minuto e sirva.

FRANGO CROCANTE

Rendimento: 8 porções.

Ingredientes

8 coxas de frango sem pele
2 colheres (sopa) de shoyu light
1 dente de alho picado
1 colher (chá) de gengibre ralado
2 claras batidas com um garfo
2 xícaras (chá) de cereal de flocos de milho (sucrilhos) moído sem açúcar
1 colher (sobremesa) de margarina light

Modo de preparo

Tempere o frango com o shoyu, o alho, o gengibre e deixe marinar por 1 hora. Depois, passe as coxas na clara e, por último, no cereal moído. Coloque as coxas empanadas em uma assadeira untada com a margarina light e leve ao forno alto por 40 minutos. Tire o papel e doure por mais 10 minutos.

ROLINHOS DE FILÉ DE FRANGO

Rendimento: 6 porções.

Ingredientes

6 filés de peito de frango
1 colher (sopa) de salsinha picada
1 colher (sopa) de limão
1 dente de alho socado
Sal a gosto
6 nós pequenos de mussarela de búfala light ou mussarela light
1 colher (sopa) de óleo vegetal
1 xícara (chá) de água

Modo de preparo

Lave os filés de frango e tempere com sal, alho, limão e salsinha. Coloque pedacinhos de mussarela no filé de frango e faça rolinhos. Prenda com um palito. Disponha-os em uma assadeira e regue com o óleo e a água. Cubra com papel-alumínio e leve para assar no forno pré-aquecido, até ficarem dourados, por aproximadamente 40 minutos.

FRANGO AO CURRY E MANJERICÃO

Rendimento: 4 porções.

Ingredientes

2 colheres (chá) de óleo vegetal
4 filés de frango temperados com pimenta-do-reino (400 g)
1 dente de alho espremido
3 colheres (sopa) de creme de leite light
1 ½ colher (sopa) de água
1 colher (chá) de curry em pó
½ xícara (chá) de folhas de manjericão picadas

Modo de preparo

Em uma frigideira, aqueça o óleo e doure os filés por igual dos dois lados. Junte o alho e cozinhe por mais um minuto. Acrescente 2 colheres do creme de leite light e a água, misturando levemente. Abaixe o fogo, tampe, e deixe cozinhar por 10 minutos ou até que o frango esteja tenro. Retire o frango da frigideira e transfira para uma travessa. Mantenha-o aquecido. Misture o creme de leite restante ao curry e coloque a mistura na frigideira onde estava o frango. Cozinhe, mexendo sempre até levantar fervura. Adicione o manjericão, misture bem e despeje o molho sobre o frango. Sirva imediatamente.

FRANGO CHINÊS

Rendimento: 10 porções.

Ingredientes

2 filés de frango em tiras (200 g)
1 cebola picada
1 cenoura ralada
100 g de vagem picada
4 xícaras (chá) de grãos de soja cozidos
2 colheres (sopa) de shoyu
2 colheres (sopa) de purê de tomates
Sal, pimenta e salsa picada

Modo de preparo

Grelhe os filés de frango e junte o restante dos ingredientes. Tampe e deixe cozinhar até amaciar. Sirva com arroz branco.

FRANGO XADREZ

Rendimento: 7 porções.

Ingredientes

500 g de filé de frango em cubos pequenos
3 colheres (sopa) de shoyu
2 cebolas pequenas em fatias grossas
1 colher (sopa) de pimentão verde em cubos
1 colher (sopa) de pimentão vermelho em cubos
2 colheres (sopa) de salsão em tiras finas
1 colher (sopa) de amido de milho
Sal e pimenta-do-reino a gosto
1 colher (sopa) de amendoins

Modo de preparo

Tempere os pedaços de frango com o shoyu, o sal e a pimenta-do-reino. Coloque em uma panela em fogo médio, mexendo de vez em quando. Acrescente a cebola, os pimentões e o salsão. Dissolva o amido de milho em um pouco de água e junte ao refogado. Mexa até o molho engrossar. Decore com amendoim.

ESTROGONOFE DE FRANGO LIGHT

Rendimento: 10 porções.

Ingredientes

300 g de peito de frango em tiras
1 cebola picada
2 colheres (sopa) de ketchup
1 colher (chá) de mostarda
1 colher (chá) de molho inglês
½ xícara (chá) de cogumelos em fatias
½ xícara (chá) de creme de leite light
1 xícara (chá) de molho de tomate
1 colher (sopa) de margarina light
Sal a gosto

Modo de preparo

Em uma panela, derreta a margarina light e doure o frango. Acrescente a cebola, o molho de tomate, o ketchup, a mostarda, o molho inglês e o sal. Deixe refogar por 15 minutos. Quando o frango estiver macio, acrescente o creme de leite e os cogumelos. Sirva com arroz.

FRANGO AO FORNO DIFERENTE

Rendimento: 4 porções.

Ingredientes

4 filés de frango (400 g)
2 colheres (sopa) de sumo de limão
4 colheres (sopa) de caldo de legumes sem gordura
2 dentes de alho amassados
Manjericão fresco e sal a gosto
1 alho-poró (apenas a parte branca)
4 tomates em rodelas
4 colheres (sopa) de cogumelos grandes fatiados
2 colheres (chá) de azeite

Modo de preparo

Tempere os filés de frango com alho, sal, sumo de limão e caldo de legumes. Deixe descansar por 30 minutos e coloque-os em um refratário, um ao lado do outro, com os temperos. Distribua os tomates, os cogumelos, o alho-poró, o manjericão e o azeite. Cubra com papel-alumínio e leve para assar em forno pré-aquecido (180ºC) por 20 minutos. A seguir, retire o papel e deixe dourar por 15 minutos.

FRANGO COM ABACAXI

Rendimento: 5 porções.

Ingredientes

500 g de filé de frango cortado
10 fatias finas de abacaxi
4 colheres (sopa) de mostarda
3 dentes de alho amassados
½ cebola ralada
1 colher (chá) de sal

Modo de preparo

Corte o filé de frango em pedaços grossos. Despeje em uma vasilha e misture com o restante dos ingredientes, menos o abacaxi, e deixe no tempero por 10 minutos. Grelhe os pedaços de frango em um grill ou em uma frigideira antiaderente. Corte o abacaxi em fatias finas e leve-as para grelhar. Sirva junto com o frango.

FILÉ DE FRANGO AO LIMÃO

Rendimento: 3 porções.

Ingredientes

2 colheres (sopa) de farinha de trigo
Sal e pimenta-do-reino a gosto
3 filés (300 g) de peito de frango
2 colheres (sopa) de óleo
½ xícara (chá) de vinho branco seco
3 colheres (sopa) de salsinha picada
½ xícara (chá) de sumo de limão

Modo de preparo

Misture a farinha com o sal e a pimenta. Molhe os filés em água corrente e passe-os nessa mistura, retirando o excesso. Aqueça o óleo em uma frigideira e doure os filés. Junte o vinho, a salsinha e o sumo de limão. Cozinhe por 10 minutos. Sirva a seguir, decorado com salsinha.

FRANGO AO CREME DE REQUEIJÃO

Rendimento: 10 porções.

Ingredientes

1 kg de filés de frango em cubos
Sal a gosto
2 dentes de alho picados
1 copo de requeijão light
1 colher (sopa) de molho inglês
1 colher (sopa) de margarina light
20 cogumelos em conserva cortados ao meio
2 colheres (sopa) de azeitonas verdes picadas

Modo de preparo

Tempere os filés de frango com o sal, o alho e o molho inglês. Leve à geladeira para marinar por cerca de 2 horas. Em uma panela, derreta a margarina e refogue o frango com os cogumelos e as azeitonas, até dourar. Coloque ½ copo de requeijão em um refratário, acrescente o frango refogado e ponha o restante do requeijão em cima. Leve ao forno médio, pré-aquecido, por 5 minutos.

FILÉ DE FRANGO PRIMAVERA

Rendimento: 6 porções.

Ingredientes

600 g de filé de frango
½ cebola picada
Sal a gosto
1 cenoura média ralada
1 lata de ervilha em conserva
2 colheres (sopa) de shoyu
1 colher (sopa) rasa de farinha de trigo
3 dentes de alho e 1 cebola (batidos no liquidificador)
3 colheres (sopa) de azeite de oliva
½ xícara (chá) de água

Modo de preparo

Aqueça o óleo e doure o alho batido com a cebola. A seguir, acrescente o shoyu, a cenoura e a água. Deixe ferver e adicione a farinha de trigo, engrosse levemente e coloque as ervilhas. Tempere os filés de frango com sal, ½ cebola picada e leve-os para fritar. Sirva os filés com o molho.

CARTOCCIO DE FRANGO COM LEGUMES

Rendimento: 1 porção.

Ingredientes

1 sobrecoxa desossada sem pele
Temperos a gosto
4 pedaços em rodelas de abobrinha
1 tomate cortado em quatro
1 cebola cortada em quatro
1 colher (chá) de azeite de oliva

Modo de preparo

Corte o papel manteiga em formato de coração. Coloque todos os ingredientes em um lado do papel em forma de coração. Feche o papelote e asse por 40 minutos em fogo médio. Sirva no próprio papelote.

PEITO DE PERU COM DAMASCO

Rendimento: 12 porções.

Ingredientes

1 peito de peru já desossado (1 ½ kg)
1 xícara (chá) de vinho branco
½ xícara (chá) de suco de laranja
3 colheres (sopa) de shoyu
2 colheres (sopa) de ketchup
1 cebola ralada
Sal e pimenta-do-reino branca moída a gosto

Recheio

150 g de damascos secos picados
1 cebola picada
Azeitonas pretas picadas
Salsinha a gosto
150 g de queijo branco sem sal

Molho

1 colher (sopa) de farinha de trigo
1 xícara (chá) de água
Líquido da marinada que sobrou

Modo de preparo

Peito de peru

Com o auxílio de uma faca afiada, abra o peito de peru como um grande bife. Misture todos os ingredientes dos temperos e deixe o peito marinando por 2 horas.

Recheio

Misture todos os ingredientes e acerte o sal. Retire o peito dos temperos e coe o líquido da marinada. Reserve. Espalhe o recheio, enrole o peito como se fosse um rocambole e amarre com uma linha grossa para não abrir. Coloque em uma assadeira e regue com o líquido da marinada. Cubra com papel-alumínio e leve para assar por uns 20 minutos. Retire o papel, retorne o peito ao forno e deixe dourar. Vá regando de vez em quando com o caldo que fica na assadeira (não deixe o caldo secar, acrescentando água se necessário).

Molho

Coloque a farinha de trigo em uma panela com o molho do assado e um pouco de água. Leve ao fogo para engrossar. Sirva com purê de maçã.

PEIXE EM CAMADAS

Rendimento: 6 porções.

Ingredientes

1 batata grande (100 g)
3 tomates (200 g)
2 cebolas (150 g)
1 colher (sopa) de azeite de oliva
1 pitada de sal
600 g de peixe para forno (congrio, linguado, garoupa, anjo, viola)

Modo de preparo

Tempere o peixe com limão e sal. No fundo da panela coloque o azeite, depois o peixe, as cebolas, o tomate e por último as batatas cortadas em fatias finas. Tampe a panela e deixe no fogo por 40 minutos.

PEIXE TROPICAL

Rendimento: 5 porções.

Ingredientes

500 g de badejo ou anjo em cubos grandes
1 colher (chá) de azeite de oliva
2 dentes de alho amassados
Sal a gosto
1 alho-poró médio
2 tomates sem pele e sem sementes
1 colher (sopa) de alcaparras em conserva
1 colher (chá) de alecrim fresco
½ xícara (chá) de suco de laranja
½ xícara de (chá) de vinho branco seco

Modo de preparo

Em um refratário, misture o peixe, o azeite, o alho e o sal. Corte o alho-poró em rodelas finas e misture com o tomate, as alcaparras e o alecrim. Coloque sobre o peixe. Misture o suco de laranja, o vinho e mais um pouco de sal. Regue sobre o peixe. Leve ao forno médio por cerca de 30 minutos.

PEIXE NO PAPEL-ALUMÍNIO

Rendimento: 4 porções.

Ingredientes

4 filés de peixe (400 g)
Sumo de ½ limão
Sal e pimenta-do-reino
2 colheres (sopa) de salsinha
2 colheres (sopa) de coentro
2 colheres (chá) de azeite de oliva

Modo de preparo

Corte as folhas de papel-alumínio em 30 cm x 30 cm. Coloque cada filé no centro de cada folha. Regue com o sumo de limão e salpique com sal e pimenta. Divida a salsinha e o coentro entre os 4 filés e finalize regando com o azeite, também dividido. Feche o papel-alumínio e asse em forno médio por 18 minutos. Abra o papel-alumínio cuidadosamente para não se queimar com o vapor.

PEIXE DE FORNO

Rendimento: 14 porções.

Ingredientes

4 colheres (chá) de azeite de oliva
1 xícara (chá) de cebola cortada em fatias finas
1,5 kg de peixe de carne rija em postas (badejo)
1 tomate grande, sem pele e sem sementes, picado
1 colher (sopa) de salsinha
½ xícara (chá) de vinho branco seco
1 colher (sopa) de sumo de limão
1 colher (sopa) de coentro picado
1 colher (chá) de endro seco
Pimenta-do-reino

Modo de preparo

Em uma fôrma refratária, untada com 2 das colheres (chá) de azeite, coloque a cebola e arrume as postas de peixe por cima. Misture o tomate e a salsinha e espalhe sobre o peixe. Em outra vasilha, misture o vinho, o limão, os temperos e despeje sobre o peixe. Regue com o azeite restante, cubra com papel-alumínio e leve ao forno moderado por 30 minutos ou até a carne desfiar com um garfo.

PEIXE COM VEGETAIS

Rendimento: 5 porções.

Ingredientes

500 g de filé de linguado
Sal e pimenta-do-reino a gosto
2 colheres (chá) de margarina light mais o suficiente para untar
5 colheres (sopa) de cebola picada
5 colheres (sopa) de cenoura crua picada
1 xícara (chá) de cogumelos picados
1 xícara (chá) de caldo de peixe ou de vegetais
1 xícara (chá) de vinho branco seco
1 colher (sobremesa) de margarina light
6 fatias de limão
1 colher (sopa) de salsinha picada

Modo de preparo

Tempere os filés com sal e pimenta em ambos os lados. Refogue na margarina light a cebola, a cenoura e o cogumelo, sem deixar corar. Coloque os vegetais fritos em uma fôrma untada com margarina light. Acrescente, por cima, os peixes e regue com o caldo de peixe, ou de vegetais, e o vinho. Passe, por cima dos filés, a margarina e adicione as fatias de limão. Cubra a fôrma com papel-alumínio. Leve ao forno em temperatura alta (220°C) e asse durante 15 minutos. Remova o papel-alumínio, polvilhe a salsinha picada e deixe no forno por mais 5 minutos.

SAUTÉ DE PEIXE

Rendimento: 2 porções.

Ingredientes

¼ de xícara (chá) de iogurte natural desnatado
2 colheres (chá) de queijo parmesão ralado
3 colheres (sopa) de fubá grosso
200 g de filé de linguado
2 colheres (chá) de farinha de trigo integral
1 pitada de pimenta-do-reino
1 pitada de endro seco
Sal
2 colheres (chá) de óleo vegetal

Modo de preparo

Em uma tigela, junte o iogurte e o queijo. Em um prato grande e raso, coloque o fubá. Polvilhe cada filé com uma colher (chá) de farinha de trigo integral misturada com o sal, a pimenta e o endro. Em seguida, mergulhe o filé na mistura de iogurte e depois passe no fubá, pressionando dos dois lados, até aderir bem. Em uma frigideira antiaderente, coloque uma das colheres (chá) de óleo, retire o excesso com um papel toalha e doure um dos filés por igual. Repita o processo com o outro filé.

PEIXE COM GENGIBRE, CÚRCUMA E COMINHO

Rendimento: 6 porções.

Ingredientes

1 kg de postas de peixe
8 dentes de alho espremidos
1 colher (café) de cominho em grão
1 cm de gengibre ralado
2 cebolas médias (150 g)
Sal e pimenta
2 pitadas de mostarda em grão
2 colheres (chá) de cúrcuma
1 colher (chá) de canela

Modo de preparo

Tempere o peixe com sal e cúrcuma e doure dos dois lados (em superfície antiaderente). Passe no liquidificador todos os outros ingredientes com ½ xícara de água. Cozinhe os peixes por 10 minutos nessa mistura.

SALMÃO AO MOLHO DE COUVE

Rendimento: 4 porções.

Ingredientes

1 maço de couve
½ xícara (chá) de abóbora cortada em fatias
2 postas de salmão (150 g cada)
1 colher (sopa) de gergelim torrado
5 fatias de queijo ricota desnatado picado
Salsinha a gosto

Modo de preparo

Cozinhe no vapor a couve picada com a ricota. Reserve. Cozinhe no vapor a abóbora e grelhe, no grill ou frigideira antiaderente, o salmão já temperado. Enfeite os pratos de salmão com salsinha. Forre dois pratos com a abóbora cortada, disponha por cima o salmão e cubra com a couve e a ricota. Salpique o gergelim.

LINGUADO COM MOLHO DE LARANJA E KIWI

Rendimentos: 6 porções.

Ingredientes

600 g de filé de linguado já limpo
Suco e raspas da casca de 2 laranjas
Temperos a gosto: sal, pimenta etc.
1 xícara (chá) de suco de laranja
1 colher (sopa) de azeite extravirgem
1 colher (chá) de maisena
1 colher (chá) de vinagre de vinho branco
4 kiwis descascados e fatiados (18 fatias)

Modo de preparo

Tempere com antecedência os 6 filés, usando o suco, raspas das laranjas e outros temperos escolhidos. Coloque-os em refratário, sem sobrepor, cobrindo com papel-alumínio e levando ao forno já quente (180°C) para assar por aproximadamente 30 minutos. Dissolva a maisena em um pouco de água e engrosse na chama o suco de laranja. Coloque este molho no liquidificador, adicionando 12 fatias do kiwi, azeite e vinagre. Bata bem e reserve, mantendo-o aquecido. Retire o linguado do forno. Sirva cada porção em um prato com o molho como espelho e recubra o peixe com o restante do molho. Use as fatias do kiwi para decorar.

PESCADA NO MARACUJÁ

Rendimento: 8 porções.

Ingredientes

8 filés de pescada (600 g) temperados com sal e bastante limão
Polpa de 6 maracujás azedos (os mais feios são melhores)
1 cebola média picada miudinha
1 colher (sopa) bem cheia de margarina light
1 pitada de sal
1 colher (sopa) de adoçante próprio para forno

Modo de preparo

Disponha os filés em uma fôrma refratária previamente untada com margarina light e coloque em forno médio pré-aquecido. Enquanto isso, em uma panela, coloque a cebola e a margarina light em fogo médio até começar a dourar. Adicione a polpa do maracujá e, quando levantar fervura, acrescente a pitada de sal e o adoçante, deixando ferver por uns 10 minutos. Nesse tempo, os filés já estarão no ponto de receber o molho espalhado por cima, voltando a fôrma ao forno por mais 15 minutos. Este prato é muito simples, gostoso e pode ser servido com batatas cozidas ou arroz branco.

PEIXE *POCHÉ*

Rendimento: 1 porção.

Ingredientes

Filé de linguado (100 g)
10 folhas de manjericão
Fundo – *court-bouillon*: 1 litro de água
    ½ cebola picada
    ½ cenoura cortada em cubos pequenos
    ½ colher (chá) de sal
    ¼ de colher (café) de pimenta
    1 limão

Modo de preparo

Em uma panela funda, prepare o fundo colocando na água fria a cebola, a cenoura, o sumo de limão e temperos. Deixe ferver em fogo alto. Limpe o filé, cortando as pontas para dar um feitio retangular, e cubra-o com as folhas de manjericão. Enrole como um rocambole e embrulhe bem firme em um filme-plástico de PVC, evitando que ele se abra ao ser colocado no fundo para poché. A temperatura a partir desse momento deve ser reduzida para que o cozimento seja realizado de maneira suave (70ºC a 80ºC) – o peixe será temperado com os temperos do fundo. Quando o filé estiver cozido, retire com escumadeira, desembrulhe e fatie em 4 pedaços. Sirva quente com um molho bem picante.

LINGUADO RECHEADO COM CHAMPIGNON

Rendimento: 6 porções.

Ingredientes

800 g de filé de linguado
1 xícara (chá) de água
2 colheres (sopa) de amido de milho
½ xícara (chá) de creme de leite light
3 colheres (sopa) de margarina light
1 colher (sobremesa) de azeitonas verdes picadas
1 xícara (chá) de champignon
½ xícara (chá) de farinha de rosca
Sal a gosto

Modo de preparo

Em uma frigideira, prepare o recheio: derreta a margarina, adicione as azeitonas, os champignons e deixe cozinhar por 5 minutos. Apague o fogo, acrescente a farinha de rosca e o sal. Coloque o recheio sobre os filés, enrole-os e prenda-os com um palito de dente. Coloque os rolinhos em uma panela, acrescente a água e o sal. Deixe ferver, abaixe o fogo e cozinhe por cerca 10-15 minutos. Depois, retire os palitos e mantenha os rolinhos aquecidos. Reserve o líquido do cozimento. Dissolva o amido de milho no creme de leite e adicione ao caldo do cozimento. Leve essa mistura ao fogo até que engrosse. Adicione o molho sobre os rolinhos e sirva.

SARDINHA NA CHAPA COM RÚCULA E ALHO

Rendimento: 5 porções.

Ingredientes

10 sardinhas inteiras sem cabeça
1 maço de rúcula inteira
6 dentes de alho picados
1 colher (sopa) de azeite
Sal e pimenta a gosto
½ copo de vinho branco
1 colher (sobremesa) de alecrim seco
1 colher (sobremesa) de orégano

Modo de preparo

Tempere as sardinhas com o vinho, as ervas, o sal, a pimenta e deixe descansar por 15 minutos. Esquente uma frigideira antiaderente e passe as sardinhas. Na mesma frigideira, coloque o azeite e o alho. Retire o alho e coloque o vinho que sobrou do tempero da sardinha; em seguida, dê uma murchada na rúcula salpicando um pouco de sal. Sirva imediatamente.

CAMARÕES DOURADOS

Rendimento: 5 porções.

Ingredientes

500 g de camarões grandes, limpos e com casca
1 colher (sopa) de sumo de limão
1 pitada de pimenta-do-reino
8 colheres (chá) de azeite de oliva
6 dentes de alho picados
1 colher (sopa) de salsinha

Modo de preparo

Em uma vasilha, tempere os camarões com o limão e a pimenta. Deixe descansar na geladeira por 1 hora. Em uma frigideira, aqueça metade do azeite e doure o alho. Retire-os e reserve. Adicione o restante do azeite, doure os camarões e coloque-os em um prato. Aqueça o alho novamente. Espalhe o alho sobre os camarões e enfeite com a salsinha picada.

CAMARÕES DIFERENTES

Rendimento: 9 porções.

Ingredientes

2 cebolas picadas
Sal e pimenta-do-reino a gosto
2 colheres (sopa) de azeite
2 dentes de alho picados
3 colheres (sopa) de requeijão light
2 colheres (sopa) de salsinha picada
½ colher (café) de colorau
4 tomates maduros picados sem pele e sem sementes
100 g de cogumelos cortados em lâminas
500 g de camarões médios

Modo de preparo

Doure bem a cebola e o alho no azeite. Junte cerca de 1 xícara (chá) de água fervente, os camarões, a salsinha, o tomate, o colorau e a pimenta. Tampe a panela e refogue por 15 minutos. Junte o requeijão light, a salsinha e os cogumelos. Ferva mais um pouco e sirva a gosto.

PASTA DE ATUM

Rendimento: Cada porção equivale a 4 colheres (sopa).

Ingredientes

1 lata de atum sólido em água
2 colheres (sopa) de maionese light
2 colheres (sopa) de azeite
Salsinha picada a gosto

Modo de preparo

Misture todos os ingredientes.

Tabela 5 – Safra de alimentos

	Janeiro	Fevereiro	Março	Abril	Maio	Junho	Julho	Agosto	Setembro	Outubro	Novembro	Dezembro
Pescados de água doce												
Cará	X	X	X	X	X	X	X					
Corimbatá	X	X	X		X							
Dourado	X	X	X		X	X	X			X		
Jundiá	X	X	X	X	X	X		X				
Lambari	X	X	X	X	X	X						
Mandi	X	X	X	X	X	X		X				
Madura	X	X	X	X	X	X	X					X
Pintado	X	X	X	X	X							X
Saguru	X	X	X	X	X	X						
Traíra	X	X	X	X	X	X						
Pescados de água salgada												
Anjo	X	X	X	X	X	X	X	X				
Atum	X	X			X	X	X	X				
Bagre	X	X	X	X	X	X	X					X
Borão	X	X	X		X	X	X					
Cação	X	X	X		X	X						
Caçonete	X	X	X		X	X						
Camarão-rosa	X	X	X		X	X	X	X	X			
Camarão médio	X	X	X	X	X	X	X					
Camarão-sete-barbas	X	X	X	X	X	X	X			X	X	X
Castanha	X	X	X		X	X		X				
Cavalinha		X	X	X	X	X						
Corvina	X	X			X	X	X	X				
Enchova	X	X		X			X	X				
Espada	X	X	X	X	X	X						
Filé de merluza	X	X	X	X	X	X	X					
Goria	X	X	X		X	X						X
Linguado	X	X	X			X	X					
Lula	X	X	X	X	X	X	X					
Manjuba	X	X	X									X
Maria-mole	X	X	X		X	X	X	X				
Mistura	X	X	X	X	X	X	X					X
Pescada grande	X	X			X	X	X	X				X
Pescada média	X	X			X	X	X	X				X
Pescada pequena	X	X	X		X	X	X	X				X
Raia	X	X	X	X	X	X	X	X				
Sardinha	X	X	X	X	X	X	X					
Tainha	X	X	X		X	X	X					
Viola	X	X		X	X	X	X	X				

OVO COZIDO

Rendimento: Cada porção equivale a 1 ½ unidade média.

Acrescente os ovos em água fervente. Para evitar o rompimento da casca durante o cozimento, faça um pequeno furinho na casca com uma agulha. Acrescente água fria e um pouco de sal, assim os ovos ficarão duros mais depressa e descascarão com mais facilidade.

Tempo de cozimento: Duro – 10 minutos
Quente – 3 minutos (não recomendado, pois há risco de contaminação)

OVOS MEXIDOS

Rendimento: Cada porção equivale a 1 unidade inteira de ovo mais uma clara.

Com os ovos levemente batidos (1 ovo inteiro mais uma clara), refogue em panela ou frigideira antiaderente, untada com pouca gordura (margarina light ou azeite de oliva).

Para agregar sabor, tempere com ervas na hora de finalizar (alecrim, tomilho, salsa, orégano ou manjericão etc.). Atenção para não deixar resíduo de ovo cru.

OMELETE

Rendimento: Cada porção equivale a 1 ½ unidade média.

Bata ligeiramente um ovo inteiro mais uma clara; aromatize, salteie só um lado, recheie e dobre. Adicione uma pitada de fermento em pó aos ovos batidos, assim eles renderão mais. Para a omelete ficar mais bonita, junte o sal depois que os ovos estiverem crescidos; se o sal for adicionado antes, a omelete não crescerá muito e poderá se desmanchar. Para que as omeletes não grudem, esfregue sal no fundo da frigideira.

OVOS FRITOS

Rendimento: Cada porção equivale a 1 unidade inteira de ovo mais uma clara.

Salteie duas claras em uma frigideira com revestimento antiaderente, untada com margarina ou óleo. Após as claras criarem consistência, acrescente a gema em cima, no centro. Deixe cozer. Se utilizar aro, o resultado é mais uniforme e sem o contorno crocante.

OVO *POCHÉ*

Rendimento: 4 porções.

Ingredientes

4 ovos
½ litro de água
2 colheres (chá) de sal
1 colher (sobremesa) de vinagre branco

Modo de preparo

Coloque a água em uma panela e leve ao fogo, temperando-a com sal e vinagre assim que ela ferver. Quebre um ovo em uma vasilha à parte e despeje sobre a água fervente. Observe que a água cobre quase todo o ovo, deixando apenas a parte superior da gema descoberta. Faça isso para preparar as gemas moles. Caso as queira duras, coloque mais água. Deixe os ovos cozinharem por cerca de 1 minuto, até que a clara esteja bem branca e sem partes cruas, e retire-os com o auxílio de uma escumadeira. Se gostar, moa pimenta-do-reino sobre os ovos.

SUBSTITUTOS DO GRUPO 6

COMO PREPARAR UMA LEGUMINOSA

(Feijão, lentilha, grão-de-bico, ervilha seca e soja)

Rendimento: Cada porção equivale a ½ concha média.

Ingredientes

400 g de grãos
400 ml de água filtrada
10 ml de óleo
1 colher (sopa) cheia de cebola picada
1 colher (chá) cheia de alho triturado
1 colher (chá) rasa de sal

Modo de preparo

Limpe os grãos (retire as pedras e os grãos amassados) e lave-os em uma peneira. Ferva os grãos em 800 ml de água durante 2 minutos, desligue o fogo e deixe descansar na panela tampada por 1 hora. Despreze essa água e coloque os grãos em uma panela de pressão com os 400 ml de água filtrada; leve ao fogo até amolecer, sem desmanchar. Cerca de 10 minutos antes do término do cozimento, tempere a leguminosa com o refogado de óleo, cebola e alho.

Importante: Os grãos podem ser cozidos desde o início com outros alimentos, entretanto, sal e temperos ácidos (vinagre, tomate, limão) devem ser colocados depois que a leguminosa estiver cozida, pois tanto o sal como as substâncias ácidas endurecem a casca do grão.

FEIJÃO BÁSICO

Rendimento: 4 potes de 500 g (cada pote: 7 porções). Cada porção equivale a ½ concha média.

Ingredientes

500 g de feijão
2 colheres (sopa) de azeite
4 dentes de alho socados
1 cebola média picada
Água filtrada
Sal a gosto

Modo de preparo

Limpe o feijão (retire as pedras e os grãos amassados), lave-o em uma peneira e coloque na panela de pressão. Cubra com água filtrada, até passar dois dedos do feijão. Não ultrapasse a marca de segurança da panela de pressão. Tampe bem a panela e leve ao fogo até que a válvula comece a chiar. Abaixe o fogo e cozinhe por cerca de 30 minutos. Desligue o fogo e deixe esfriar. Não coloque embaixo da torneira para esfriar porque mudanças bruscas de temperatura poderão endurecer a borracha de vedação. O melhor é esperar que ela esfrie. Depois de uns 15 minutos, com o auxílio de um garfo de cozinha, levante cuidadosamente a válvula e verifique a pressão. Só abra se não estiver saindo nenhuma. Reserve o feijão. Em uma panelinha, doure o alho e a cebola no azeite. Coloque duas conchas de feijão na panelinha e tempere com sal e pimenta. Amasse um pouco os grãos e retorne-os para a panela de pressão. Leve de volta ao fogo e deixe dar uma fervida. Verifique o sal. Divida em 4 potes com tampa (500 g cada). Deixe esfriar e congele o que não for usar.

Sugestões:

Você pode acrescentar durante o cozimento, para dar gosto, uma fatia de bacon desengordurado.

Como desengordurar o bacon? Com uma tesoura, exclusiva para a cozinha, retire toda a gordura (parte branca) da fatia de bacon. Em seguida, coloque essa fatia sobre um papel absorvente (papel toalha) e leve ao microondas por 1 minuto em potência alta. Se não quiser usar o microondas, "grelhe" o bacon em uma frigideira com frisos.

SOJA COM LEGUMES

Rendimento como substituto do GRUPO 5 (carnes): 3 porções.
Rendimento como substituto do GRUPO 6: 6 porções.

Ingredientes

2 colheres (sobremesa) de azeite de oliva
2 colheres (sopa) de cebola picada
1 dente de alho amassado
2 colheres (sopa) de abobrinha italiana picada
½ cenoura picada
1 xícara (café) de água
Sal e pimenta a gosto
½ tomate picado
2 colheres (sopa) de salsinha
1 xícara (chá) de soja cozida

Modo de preparo

Refogue no azeite a cebola e o alho. Junte a abobrinha, a cenoura e continue refogando. Acrescente a água, o sal, a pimenta e cozinhe em fogo baixo. Quando a cenoura já estiver macia, adicione o tomate, a salsinha e a soja cozida, deixando cozinhar por mais 2 minutos. Sirva quente.

SOJA À GREGA

Rendimento como substituto do GRUPO 6: 20 porções.
Rendimento como substituto do GRUPO 5 (carnes): 10 porções.

Ingredientes

250 g de soja
700 ml de água filtrada
100 g de vagem
180 g de cenoura
180 g de tomate
45 g de pimentão vermelho
90 g de abobrinha
90 g de cebola
4 dentes de alho
1 colher (sopa) de azeite de oliva
2 ovos cozidos picados
1 colher (sobremesa) de sal
½ xícara (chá) de salsinha

Modo de preparo

Lave a soja em água fervente. Ferva em 500 ml de água durante 2 minutos; desligue o fogo e deixe descansar na panela tampada por 1 hora. Despreze a água do remolho e cozinhe a soja em panela de pressão com os 700 ml de água filtrada, por 20 minutos. Lave, limpe e corte em pedaços pequenos todas as hortaliças. Aqueça o azeite e refogue a cebola e o alho até dourar. Acrescente as hortaliças e deixe cozinhar em fogo baixo, colocando o sal. Junte a soja cozida ao refogado e cozinhe por mais 5 minutos. Por último, acrescente os ovos cozidos picados e a salsinha.

MOLHO BOLONHESA COM PTS (PROTEÍNA TEXTURIZADA DE SOJA)

Rendimento como substituto do GRUPO 6: 14 porções.
Rendimento como substituto do GRUPO 5 (carnes): 7 porções.

Ingredientes

1 xícara (chá) de PTS
1 cebola média picada
2 colheres (sopa) de azeite de oliva
1 cubo de caldo de carne
2 dentes de alho amassados
1 colher (café) de açúcar
1 lata de purê de tomate
1 ½ lata de água
1 colher (chá) de sumo de limão ou vinagre
Sal, cheiro-verde, louro e orégano a gosto

Modo de preparo

Dissolva o caldo de carne em 1 xícara (chá) de água morna, acrescente a PTS e deixe hidratar por 10-15 minutos. Em uma panela, refogue o azeite, o alho, a cebola, o orégano e o louro. Junte a PTS e o sumo de limão, ou o vinagre, e deixe tomar sabor. Coloque o purê de tomate e a água, acrescente o sal e o açúcar e deixe cozinhar por 10-15 minutos. E, por fim, adicione em seguida o cheiro-verde bem picado.

HAMBÚRGUER VEGETARIANO

Rendimento como substituto do GRUPO 6: 16 porções.
Rendimento como substituto do GRUPO 5 (carnes): 8 porções.

Ingredientes

2 xícaras (chá) de proteína texturizada de soja
1 cebola picada
Hortelã a gosto
1 colher (sopa) de farinha, para dar liga
Shoyu para corar a soja (a gosto)
1 colher (sopa) de margarina light
Sal a gosto
Mostarda a gosto

Modo de preparo

Deixe a soja de molho em água morna. Após 20 minutos, esprema a soja para tirar o excesso de água. Junte todos os ingredientes em um recipiente e misture até obter liga. Molde os hambúrgueres e grelhe-os em frigideira com revestimento antiaderente.

QUIBE DE FORNO VEGETARIANO

Rendimento como substituto do GRUPO 6: 20 porções.
Rendimento como substituto do GRUPO 5 (carnes): 10 porções.

Ingredientes

2 xícaras (chá) de PTS (proteína texturizada de soja)
1 xícara (chá) de trigo para quibe
1 cebola picada
Hortelã a gosto
1 colher (sopa) de farinha, para dar liga
Shoyu para corar a soja (a gosto)
1 colher (sopa) de margarina light

Modo de preparo

Deixe a soja texturizada de molho em água morna por aproximadamente 20 minutos. Coloque o trigo de molho em água fria ou morna (até amolecer). Após os 20 minutos, esprema a soja para tirar o excesso de água. Faça o mesmo com o trigo. Junte todos os ingredientes em um recipiente e misture. Coloque o quibe em um pirex, corte-o em losangos e coloque pedacinhos de margarina light em cima. A seguir, leve ao forno pré-aquecido até dourar.

SUBSTITUTOS DO GRUPO 7

MOLHO PARA SALADA

Rendimento: Cada porção equivale a 4 colheres (chá).

Ingredientes

2 colheres (sopa) de azeite de oliva
1 colher (sopa) de aceto balsâmico
1 colher (sopa) de molho de mostarda

Modo de preparo

Misture bem todos os ingredientes.

RECEITAS DE PREPARAÇÕES VARIADAS

As receitas a seguir podem substituir uma refeição.

TORTA DE FRANGO E PALMITO

Rendimento: 5 porções.

Ingredientes

1 peito de frango sem pele
Sal a gosto
½ pimentão verde picado
1 tomate picado sem pele e sem sementes
½ cebola picada
300 g de palmito cortado em cubos
2 colheres (sopa) de farinha de trigo
2 colheres (sopa) de shoyu
2 colheres (sopa) de queijo parmesão ralado
Salsinha a gosto

Modo de preparo

Cozinhe o frango em um pouco de água, com sal e uma cebola inteira. Deixe esfriar e desfie. Reserve um pouco do caldo, cerca de ½ xícara (chá). Leve ao fogo o pimentão, o tomate, a cebola, o caldo do frango e o frango desfiado, deixando refogar. Por último, acrescente o palmito, a farinha de trigo, o shoyu, o queijo parmesão e a salsinha. Misture bem. Coloque em uma fôrma refratária redonda (20 cm de diâmetro) e leve ao forno, pré-aquecido, por aproximadamente 30 minutos até dourar.

Obs.: Acompanha alimentos do GRUPO 1.

TORTA DE FRANGO COM ALHO-PORÓ

Rendimento: 8 porções.

Ingredientes

Massa
16 torradas integrais moídas
2 colheres (sopa) de margarina light
1 xícara (chá) de caldo de legumes

Recheio
2 ovos
1 xícara (chá) de leite desnatado
½ xícara (chá) de requeijão light
1 talo de alho-poró cortado em fatias finas
1 xícara (chá) de frango desfiado
Sal a gosto
1 colher (café) de noz-moscada
3 colheres (sopa) de queijo prato light
1 colher (sopa) de salsinha picada

Modo de preparo

Massa
Triture as torradas em um processador. Em seguida, coloque em uma vasilha e acrescente a margarina e o caldo de legumes. Amasse com a ponta dos dedos até a massa ficar homogênea. Forre uma fôrma com fundo removível de 20 cm de diâmetro e leve ao forno médio por 10 minutos.

Recheio
Em uma vasilha, coloque os ovos ligeiramente batidos e acrescente os demais ingredientes. Misture bem até obter um creme homogêneo. Coloque o recheio na massa assada e leve ao forno por 20 minutos. Retire, deixe esfriar por 15 minutos e sirva.
Obs.: Acompanha alimentos do GRUPO 1.

TORTA DE FRANGO COM ABOBRINHA

Rendimentos: 8 porções.

Ingredientes

Massa

1 ¼ xícara (chá) de farinha de trigo
1 gema
3 colheres (sopa) de água gelada
½ colher (chá) de sal
6 colheres (sopa) de margarina light

Recheio

3 abobrinhas cortadas em rodelas finas
1 xícara (chá) de frango desfiado
2 ovos inteiros
2 claras
1 ½ xícara (chá) de leite desnatado
1 xícara (chá) de creme de leite light
2 colheres (sopa) de ricota defumada ralada
Sal a gosto
½ colher (café) de noz-moscada

Modo de preparo

Peneire a farinha em uma superfície lisa, abra um buraco no centro e acrescente ali a gema, a água e o sal. Corte a margarina em cubinhos e acrescente no centro. Com a ponta dos dedos, misture os ingredientes até ficar bem homogêneo. Depois, sove a massa com a palma das mãos por 2 minutos. Faça uma bola, embrulhe em filme plástico e leve à geladeira por 30 minutos. Aqueça o forno, unte uma fôrma redonda de 20 cm de diâmetro, abra a massa com um rolo e cubra as laterais e o fundo da fôrma. Fure com um garfo o fundo da massa para não formar bolhas. Leve ao forno por 15 minutos. Coloque as abobrinhas para cozinhar em 1 litro de água, com 1 colher de sal, por 2 minutos. Escorra e passe na água fria. Seque as rodelas com papel toalha. Em uma vasilha, coloque os ovos e as claras e bata com um batedor. Junte o leite, o creme de leite, a ricota ralada, o sal e a noz-moscada. Forre a massa com as abobrinhas e com uma concha espalhe delicadamente o creme de ricota sobre elas. Leve ao forno para assar até dourar, por cerca de 35 minutos.

Obs.: Acompanha alimentos do GRUPO 1.

TORTA DE PEITO DE PERU DEFUMADO

Rendimento: 5 porções.

Ingredientes

Massa

2 xícaras (chá) de biscoito cream cracker integral moído (20 biscoitos)
2 claras
½ colher (sopa) de margarina light

Recheio

150 g de peito de peru defumado picado
3 colheres (sopa) de queijo cottage
½ xícara (chá) de creme de leite light
Sal a gosto
½ colher (café) de noz-moscada
4 claras em neve
Orégano a gosto

Modo de preparo

Massa: Misture todos os ingredientes até formar uma massa homogênea. Forre com a massa uma fôrma refratária (30 cm de diâmetro) e asse em forno quente, pré-aquecido, por 5 minutos.

Recheio: Misture o peito de peru com o queijo cottage, o creme de leite, o sal e a noz-moscada, acrescentando por último as claras em neve. Coloque sobre a massa previamente assada, salpicando por cima o orégano. Asse em forno médio por 10 minutos.

Obs.: Acompanha alimentos do GRUPO 1.

TORTA DE BACALHAU

Rendimento: 12 porções.

Ingredientes

Massa

1 pacote de bolacha cream cracker
3 colheres (sopa) de margarina light
1 colher (sobremesa) de orégano

Recheio

300 g de bacalhau demolhado
1 litro de água
2 colheres (sopa) de azeite
1 cebola picada
3 dentes de alho picados
½ pimentão verde
4 tomates picados sem pele e sem sementes
½ xícara (chá) de cebolinha picada
½ xícara (chá) de salsinha picada
2 colheres (sopa) de azeitonas picadas
Sal a gosto

Creme

2 colheres (sopa) de margarina light
4 colheres (sopa) de farinha de trigo
2 xícaras (chá) de leite desnatado fervente
Sal a gosto
1 colher (café) de noz-moscada

Polvilhar

3 colheres (sopa) de queijo parmesão
2 colheres (sopa) de farinha de rosca

Modo de preparo

Massa

Misture a bolacha moída, a margarina e o orégano até formar uma pasta. Forre o fundo e as laterais de uma fôrma redonda com 20 cm de diâmetro e aro removível. Reserve.

Recheio

Coloque em uma panela o bacalhau e a água. Leve ao fogo para cozinhar durante 25 minutos. Retire e deixe esfriar. Desfie o peixe e reserve. Em uma panela grande, aqueça o azeite e refogue por 3 minutos a cebola, o alho, o pimentão e o tomate. Acrescente o bacalhau desfiado, a cebolinha, a salsinha e as azeitonas. Misture tudo e refogue por mais 2 minutos.

Creme

Em uma panela derreta a margarina, adicione a farinha e deixe dourar, mexendo sempre. Acrescente o leite, o sal e a noz-moscada. Bata com o batedor até obter um creme espesso. Junte o bacalhau ao creme e misture.

Montagem

Recheie a torta com o creme de bacalhau e polvilhe com o parmesão e com a farinha de rosca. Retire do forno e deixe amornar.

Obs.: Acompanha alimentos do GRUPO 1.

TORTA DE ESPINAFRE

Rendimento: 8 porções.

Ingredientes

Massa

1 ½ xícara (chá) de farinha de trigo
1 pitada de sal
½ xícara de margarina
2 gemas
1 colher (sopa) de água gelada

Recheio

1 colher (sopa) de margarina light
4 dentes de alho picados
1 maço de espinafre picado
¼ de xícara (chá) de farinha de trigo
½ xícara (chá) de leite desnatado
3 gemas
¼ de colher (chá) de noz-moscada
3 claras
½ xícara (chá) de queijo parmesão ralado

Modo de preparo

Massa

Em uma tigela junte a farinha, o sal e a margarina. Misture com a ponta dos dedos até obter uma farofa. Acrescente as gemas e a água e amasse com as mãos. Faça uma bola com a massa, embrulhe em papel filme e leve à geladeira por 15 minutos. Abra com um rolo e forre uma fôrma com fundo removível de 28 cm de diâmetro. Fure o fundo da massa com um garfo e leve ao microondas em potência máxima por 9 minutos.

Recheio

Em um refratário, coloque a margarina e o alho e leve ao microondas por 1 minuto. Acrescente o espinafre e retorne o refratário ao microondas por 5 minutos, mexendo a cada 2 minutos. Acrescente a farinha de trigo, o leite, as gemas e a noz-moscada. Misture e leve ao microondas por 2 minutos, mexendo depois de 1 minuto. Deixe esfriar e recheie a massa com essa mistura. Bata as claras em neve e cubra o recheio, polvilhando as claras com o queijo parmesão. Leve ao microondas por 8 minutos em potência alta.

Obs.: Acompanha alimentos do GRUPO 1 e do GRUPO 5.

TORTA DE SHITAKE E CENOURA

Rendimento: 8 porções.

Ingredientes

Massa

3 ½ xícaras (chá) de farinha de trigo
1 xícara (chá) de leite desnatado
1 colher (chá) de fermento
2 colheres (sopa) de iogurte desnatado
6 colheres (sopa) margarina light

Recheio

½ xícara (chá) de shitake em fatias
½ xícara (chá) de cenoura crua ralada
1 colher (sopa) de margarina light
400 g de ricota
3 colheres (sopa) de cream cheese light
Sal a gosto

Modo de preparo

Massa

Misture todos os ingredientes e forre uma fôrma com fundo removível.

Recheio

Refogue o shitake e a cenoura na margarina e reserve. Em outro recipiente, amasse a ricota com um garfo, junte o cream cheese, a salsinha e o refogado. Coloque o recheio no centro da massa e leve ao forno pré-aquecido por 30 minutos.

Obs.: Acompanha alimentos do GRUPO 1 e do GRUPO 5.

SANDUÍCHE DE COGUMELO COM QUEIJO

Rendimento: 1 sanduíche.

Ingredientes

1 unidade (50 g) de pão tipo minibaguetinha com gergelim (sem miolo) ou 1 unidade (50 g) de pão francês (sem miolo)
1 fatia de mussarela
½ bandeja de 400 g ou 1 xícara de cogumelos tipo shimeji ou shitake
½ colher (sobremesa) de azeite
½ colher (sobremesa) de cebola picada
½ colher (chá) de gengibre ralado
½ colher (sopa) de shoyu

Modo de preparo

Em uma frigideira média, refogue a cebola com o azeite. Acrescente os cogumelos, o shoyu, o gengibre e cozinhe por uns 5 minutos, até os cogumelos murcharem. Aqueça o pão e recheie com os cogumelos e o queijo.
Obs.: Acompanha salada.

SANDUÍCHE DE ATUM

Rendimento: 1 sanduíche.

Ingredientes

2 fatias (50 g) de pão de fôrma integral light
8 colheres (sopa) de atum em água
1 colher (sopa) de molho light para salada
½ xícara (chá) de alface-americana bem picadinha
½ tomate picado
2 colheres (sopa) de pepino picado
1 colher (sopa) de cenoura ralada
1 colher (sopa) de brócolis finamente picado

Modo de preparo

Em uma tigela, misture bem a alface, o tomate, o pepino, a cenoura e o brócolis. Reserve em temperatura ambiente. Em outra tigela, misture o atum com o molho para salada. Em seguida adicione os vegetais, mexa cuidadosamente e recheie o pão.

Obs.: Acompanha salada.

SANDUÍCHE DE ROSBIFE E RÚCULA

Rendimento: 1 sanduíche.

Ingredientes

1 unidade (50 g) de pão francês (sem miolo)
4 fatias (60 g) de rosbife caseiro
1 prato (sobremesa) de rúcula
1 colher (chá) de azeite
1 colher (chá) de sal

Modo de preparo

Abra o pão, retire o miolo e coloque o rosbife. Acrescente a rúcula já temperada com sal e azeite.

Obs.: Acompanha salada.

SANDUÍCHE DE OMELETE COM REQUEIJÃO

Rendimento: 1 sanduíche.

Ingredientes

1 unidade (50 g) de pão francês (sem miolo)
1 colher (chá) de requeijão light
1 unidade de ovo mexido temperado com sal e salsinha picada
2 colheres (sopa) de cenoura ralada

Modo de preparo

Abra o pão e espalhe o requeijão. Acrescente o ovo mexido e a cenoura.
Obs.: Acompanha salada.

SANDUÍCHE DE QUEIJO COTTAGE E AZEITONA

Rendimento: 1 sanduíche.

Ingredientes

2 fatias de pão de fôrma integral light
3 azeitonas verdes picadas
1 colher (sopa) de queijo cottage
6 unidades de sardinha em lata light

Modo de preparo

Misture bem as azeitonas picadas com o queijo cottage. Espalhe nas duas fatias de pão com a sardinha.

Obs.: Acompanha salada.

SANDUÍCHE DE FRANGO E COGUMELO

Rendimento: 1 sanduíche.

Ingredientes

1 unidade (50 g) de pão francês (sem miolo)
1 colher (sopa) de requeijão light
3 colheres de (sopa) de peito de frango desfiado
1 colher (sopa) de cenoura ralada
1 pitada de hortelã ou orégano seco
1 colher (sopa) de cogumelo picado
½ colher (chá) de azeite
1 pitada de sal

Modo de preparo

Misture o requeijão, o frango, a cenoura, a hortelã ou orégano, o cogumelo e o azeite. Abra o pão e espalhe o recheio.

Obs.: Acompanha salada.

SANDUÍCHE DE PEITO DE PERU E DAMASCO

Rendimento: 1 sanduíche.

Ingredientes

1 unidade (50 g) de pão de fôrma integral light
3 fatias de peito de peru light
1 fatia média de ricota desnatada
2 colheres (sopa) de leite desnatado
1 colher (sopa) de salsinha e cebolinha picada
1 pitada de sal
2 damascos secos picados

Modo de preparo

Misture bem a ricota, o leite, as ervas e o sal. Passe essa mistura nos dois lados do pão aberto ao meio e acrescente o peito de peru e o damasco.
Obs.: Acompanha salada.

SANDUÍCHE DE ATUM COM ALFACE

Rendimento: 1 sanduíche.

Ingredientes

2 fatias (50 g) de pão de fôrma integral light
4 colheres (sopa) de atum conservado em água
½ ovo cozido, em rodelas
2 colheres (chá) de azeite
1 colher (café) de sal
2 folhas de alface
¼ de tomate em rodelas

Modo de preparo

Junte a alface, o tomate, o atum, o ovo e tempere com o azeite e o sal. Recheie o pão.
Obs.: Acompanha salada.

SANDUÍCHE DE SALMÃO COM BETERRABA

Rendimento: 1 sanduíche.

Ingredientes

2 fatias de pão de fôrma integral light
1 filé pequeno (75 g) de salmão grelhado
2 colheres (sopa) de beterraba ralada
3 azeitonas verdes picadas
1 colher (sopa) de coalhada light

Modo de preparo

Aqueça o pão na chapa dos dois lados. Espalhe coalhada light em uma das fatias e coloque o salmão grelhado. Acrescente a beterraba e a azeitona. Cubra com a outra fatia de pão.
Obs.: Acompanha salada.

SANDUÍCHE DE FRANGO E POLENGUINHO

Rendimento: 1 sanduíche.

Ingredientes

1 unidade (25 g) de pão francês (sem miolo)
3 colheres (sopa) de peito de frango cozido e desfiado
1 polenguinho light
1 prato (sobremesa) de alface
2 colheres (chá) de azeite
2 colheres (sobremesa) de shoyu

Modo de preparo

Abra o pão e retire o miolo, acrescente o frango, a alface e o polenguinho. Tempere com o azeite e o shoyu.

Obs.: Acompanha salada.

SANDUÍCHE DELÍCIA

Rendimento: 1 sanduíche.

Ingredientes

2 fatias de pão de fôrma light
4 colheres (sopa) de atum natural esfarelado ou peito de peru picadinho
1 fatia de mussarela picadinha ou ralada
2 colheres (sopa) de molho de tomate
2 colheres (sopa) de legumes bem picadinhos (pode ser brócolis, champignon, palmito, tomate ou ervilha)

Modo de preparo

Em uma assadeira, coloque as 2 fatias de pão e cubra cada uma com 1 colher (sopa) de molho de tomate e 1 colher (sopa) de legumes. Acrescente o peru ou o atum por cima e, por último, cubra com mussarela e orégano. Ligue o forno e asse até derreter o queijo e o pão ficar torrado na parte de baixo.

Obs.: Acompanha salada.

SANDUÍCHE MINIBÚRGUER SAUDÁVEL

Rendimento: 1 sanduíche.

Ingredientes

1 unidade (50 g) de pão francês (sem miolo)
60 g de carne moída magra
1 colher (chá) de mostarda
1/3 do pacotinho ou tablete de caldo de carne com 0% de gordura
1 colher (sopa) de cream cheese light
1 fatia de queijo
2 fatias de tomate

Modo de preparo

Misture a carne com a mostarda e o caldo de carne. Com as mãos, forme uma bolinha e achate para que fique no formato de um hambúrguer.
Aqueça uma frigideira em fogo baixo, pincele um pouco de azeite e retire o excesso com um guardanapo. Coloque a bolinha de carne para grelhar.
Enquanto grelha, abra o pão e passe cream cheese em suas duas metades.
Cubra uma parte do pão com uma fatia de mussarela, uma fatia de tomate e com o hambúrguer grelhado. Cubra com a outra metade de pão.
Obs.: Acompanha salada.

SANDUÍCHE AGRIDOCE DE PEITO DE PERU

Rendimento: 1 sanduíche.

Ingredientes

2 fatias (50 g) de pão de fôrma integral light
1 colher (sopa) de cream cheese light
6 fatias de peito de peru defumado
1 colher (sopa) de cenoura ralada
1 colher (sopa) de geléia light (de sua preferência)
1 pitada de cardamomo

Modo de preparo

Passe ½ colher (sopa) de cream cheese em cada fatia de pão, cubra cada 3 fatias de peito de peru com a cenoura e geléia e finalize com a outra fatia de pão.

SANDUÍCHE DE SALMÃO GRELHADO

Rendimento: 1 sanduíche.

Ingredientes

2 fatias (50 g) de pão de fôrma integral light
1 filezinho de salmão (75 g) pequeno e fino
1 colher (sopa) de molho italiano para salada light
Azeite de oliva para untar a grelha
1 colher (sopa) de maionese light
1 colher (sopa) de manjericão picado
1 tomate finamente picado
4 folhas de alface finamente picadas

Modo de preparo

Tempere o filé de salmão com o molho italiano e grelhe em uma frigideira untada com azeite de oliva. Grelhe por cerca de 20 minutos, até ficar um rosa opaco no interior. Em uma tigela à parte, misture a maionese light e o manjericão. Espalhe nas fatias do pão. Coloque o salmão na fatia de pão, cubra com o tomate, a alface e a outra fatia de pão. Sirva fechado.
Obs.: Acompanha salada.

SOPA DE LEGUMES COM CARNE BOVINA I

Rendimento: Cada porção equivale a 1 prato (fundo) cheio.

Ingredientes

¼ de xícara de óleo de canola
1 cebola cortada em cubos
3 talos de salsão cortados em fatias
2 cenouras médias cortadas em fatias
½ repolho médio cortado em tirinhas
1 abobrinha média cortada em pedaços
750 g de músculo cortado em cubos
6 batatas médias
4 tomates sem pele cortados em pedaços
4 litros de água
½ kg de vagem cortada em pedaços
Sal a gosto

Modo de preparo

Em uma panela com capacidade para 8 litros, esquente bem o óleo em fogo alto, junte a cebola, o salsão, as cenouras, o repolho e a abobrinha. Cozinhe até que os legumes fiquem dourados, mexendo freqüentemente. Retire-os com a escumadeira e reserve. No mesmo óleo da panela, doure os cubos de carne mexendo sempre, até que fiquem corados. Enquanto isso, descasque as batatas e corte em cubos. Coloque na panela, juntamente com a carne, os legumes reservados, as batatas, os tomates, os ingredientes restantes e deixe levantar fervura. Abaixe o fogo, tampe e cozinhe até que a carne e as batatas estejam macias.

SOPA DE LEGUMES COM CARNE BOVINA II

Rendimento: Cada porção equivale a 1 prato (fundo) cheio.

Ingredientes

1 colher (sopa) de óleo de canola
1 cebola picada
2 cenouras cortadas em rodelas
½ repolho branco ralado
1 abobrinha cortada em cubos
500 g de carne bovina magra cortada em cubos
6 batatas médias picadas
4 tomates picados sem sementes
3 litros de água
15 vagens picadas
Sal a gosto

Modo de preparo

Em uma panela com capacidade para 8 litros, esquente bem o óleo em fogo alto, junte a cebola, as cenouras, o repolho e a abobrinha. Cozinhe até que os legumes fiquem dourados, mexendo freqüentemente. Retire-os com a escumadeira e reserve. No mesmo óleo da panela, doure os cubos de carne mexendo sempre, até que fiquem corados. Coloque na panela, juntamente com a carne, os legumes reservados, as batatas, os tomates, os ingredientes restantes e deixe levantar fervura. Abaixe o fogo, tampe e cozinhe até que a carne e as batatas estejam macias. Sirva a seguir.

SOPA DE LEGUMES COM PEITO DE FRANGO I

Rendimento: Cada porção equivale a 1 prato (fundo) cheio.

Ingredientes

250 g de peito de frango picado em cubos
1 cebola ralada
1 dente de alho picado
1 colher (sopa) de margarina light
2 cenouras raladas
2 batatas raladas
1 beterraba ralada
1 maço de agrião
Cebolinha picada

Modo de preparo

Refogue o frango na margarina light e na cebola. Depois, coloque os vegetais e deixe refogar por 5 minutos. Acrescente sal a gosto e água até cobrir tudo. Cozinhe em fogo baixo até amolecer bem os vegetais. Retire do fogo, deixe esfriar um pouco e bata tudo no liquidificador. Polvilhe cebolinha picada.

SOPA DE LEGUMES COM PEITO DE FRANGO II

Rendimento: Cada porção equivale a 1 prato (fundo) cheio.

Ingredientes

100 g de bacon desengordurado em cubos
300 g de peito de frango sem osso cortado em cubos
3 cenouras médias
3 mandioquinhas médias
1 chuchu grande
2 batatas médias
½ cebola
1 dente de alho
3 cubos de caldo de galinha

Modo de preparo

Frite o alho e a cebola na manteiga. Misture o frango e metade do bacon até dourar. Acrescente os legumes devidamente descascados e lavados. Coloque tudo em uma panela de pressão com água pela metade e caldo de galinha. Depois de cozido, acrescente mais 2 ou 3 copos de água e bata a sopa no liquidificador. Doure o restante do bacon e misture à sopa.

BIBLIOGRAFIA

Anderson JJB. Minerais. In: Mahan LK, Escott-Stump S. Krause: alimentos, nutrição e dietoterapia. 10. ed. São Paulo: Roca; 2002, p. 106-45.

Araújo MOD, Guerra TMM. Alimentos "per capita". 2. ed. Natal: UFRN Universitária; 1995.

Bell SJ, Sears B. Low-glycemic-load diets: impact on obesity and chronic diseases. Crit Rev Food Sci Nutrit 2003;43(4):357-77.

Bender AE. Dicionário de nutrição e tecnologia dos alimentos. 4. ed. São Paulo: Roca; 2004.

Brand-Miller JC et al. Physiological validation of the concept of glycemic load in lean young adults. J Nutr 2003;133:2695-6.

Brand-Miller JC, Foster-Powel K, Colagiuri S. The new glucose revolution – Completed guide to glycemic index values. New York: Marlowe & Co.; 2003.

Combs GF. Vitaminas. In: Mahan LK, Escott-Stump S. Krause: alimentos, nutrição e dietoterapia. 10. ed. São Paulo: Roca; 2002, p. 65-105.

Coutinho W. Consenso latino-americano de obesidade. Arq Bras Endocrinol Metab 1999;43:65-7.

Davis MS, Miller CK, Mitchell DC. More favorable dietary patterns are associated with lower glycemic load in older adults. J Am Diet Assoc 2004;104:1828-54.

Ebbeling CB et al. A reduced-glycemic load diet in the treatment of adolescent obesity. Arch Pediatr Adolesc Med 2003;157:773-9.

Ettinger S. Macronutrientes: carboidratos, proteínas e lipídios. In: Mahan LK, Escott-Stump S. Krause: alimentos, nutrição e dietoterapia. 10. ed. São Paulo: Roca; 2002, p. 30-64.

Favier JC. Repertório geral dos alimentos: tabelas de composição. São Paulo: Roca; 1999.

Foster-Powell K, Holt SHA, Brand-Miller JC. International table of glycemic index and load values: 2002. Am J Clin Nutr 2002;76:5-56.

Grant JP. Handbook of total parenteral nutrition. Philadelphia: WB Saunders; 1980, p. 15.

IBGE. Pesquisa de orçamentos familiares 2002-2003. Rio de Janeiro: IBGE; 2003.

IBGE. Tabelas de composição de alimentos. 5. ed. Rio de Janeiro: IBGE; 1999.

Jenkins DJA et al. Glycemic index of foods: a physiological basis for carbohydrate exchange. Am J Clin Nutr 1981;34:362-6.

Johnson RK. Energia. In: Mahan LK, Escott-Stump S. Krause: alimentos, nutrição e dietoterapia. 10. ed. São Paulo: Roca; 2002, p. 18-29.

Lipschitz DA. Screening for nutritional status in the elderly. Prim Care 1994;21(1):55-67.

Ludwig DS. Glycemic load comes of age. J Nutr 2003;133:2695-6.

Moreira MA. Medidas caseiras no preparo de alimentos. 2. ed. Goiânia: AB; 2002.

Nepa-Unicamp – Núcleo de Estudos e Pesquisas em Alimentação da Universidade Estadual de Campinas. Tabela brasileira de composição dos alimentos – TACO. Versão 1. Campinas: Nepa-Unicamp; 2004.

Nepa-Unicamp – Núcleo de Estudos e Pesquisas em Alimentação da Universidade Estadual de Campinas. Tabela brasileira de composição dos alimentos – TACO. Versão 2. Campinas: Nepa-Unicamp; 2006.

Oliveira JED de, Marchini JS. Ciências nutricionais. São Paulo: Savier; 1998.

OMS – Organização Mundial de Saúde, 1995 e 1997.

Pereira MA et al. Effects of low-glycemic load diet on resting energy expenditure and heart disease risk factors during weight loss. JAMA 2004; 292(20):2482-90.

Philippi ST, Cruz AT, Latterza AR. Pirâmide alimentar adaptada: guia para escolha dos alimentos. Rev Nutrição 1999;12(1):65-80.

Philippi ST. Tabela de composição de alimentos: suporte para decisão nutricional. 2. ed. São Paulo: Coronário; 2002.

Pinheiro ABV, Lacerda EMA, Benzecry EH, Gomes MCS, Costa VM. Tabela para avaliação do consumo alimentar em medidas caseiras. 4. ed. São Paulo: Atheneu; 2000.

Secretaria de Agricultura e Abastecimento. As quatro estações da alimentação. São Paulo: Secretaria de Agricultura e Abastecimento; 1995.

SUGirs – Sydney University Glycemic Index Research Service. The official website of the glycemic index and GI database. SUGirs [online] 2006 [acesso em 2006 mar 10]. Disponível em: <http://www.glycemicindex.com>.

Tomita LY, Cardoso MA. Relação de medidas caseiras, composição química e receitas de alimentos nipo-brasileiros. 2. ed. São Paulo: Metha; 2002.

USDA – United States Department of Agriculture. MyPyramid.gov. USDA [online] 2008 [acesso em 2008 jan 20]. Disponível em: <http://www.mypyramid.gov>.

Whitmire SJ. Água, eletrólitos e equilíbrio ácido-base. In: Mahan LK, Escott-Stump S. Krause: alimentos, nutrição e dietoterapia. 10. ed. São Paulo: Roca; 2002, p. 146-56.

Willett WC. Eat, drink and be healthy: the Harvard Medical School guide to healthy eating. New York: Simon & Schuster Source; 2001.

ÍNDICE REMISSIVO

A
Ácido(s)
    fólico, ver Vitamina B9
    graxos, 9
    pantotênico, ver Vitamina B5
Açúcar, 5
    no sangue, quantidade considerada normal, 7
Água, 15
    quantidade recomendada, 16
Alimentação saudável, regras para uma, 23-26
Alimento(s)
    conceito, 3
    construtores, 25
    energéticos, 25
    funcionais, 27
    pirâmide de, 28
    que devem ser evitados, 25
    reguladores, 25
    ricos
        em colesterol, 25
        em sódio, 26
    safra do grupo
        1, 67-68
        2, 82-83
        3, 106
        5, 159
Amido, 5
Aminoácidos, 10
Arroz, 5
Aveia, 5

B

Batata, 5
Bebidas alcoólicas, 26
Biotina, ver Vitamina B8

C

Cálcio, fontes e funções, 12
Caliciferol, ver Vitamina D
Calorias, 3
    da sua dieta, cálculo, 21
    por grama de nutriente, 10
Cará, 5
Carboidratos, 3, 5
    complexos, 5
    simples, 5
Carga glicêmica, 6
Casca, 5
Centeio, 5
Cereais, 5, 28
Cevada, 5
Cianocobalamina, ver Vitamina B12
Cloro, fontes e funções, 13
Cobalto, fontes e funções, 13
Cobre, fontes e funções, 13
Colesterol, 8
    alimentos ricos em, 25
    bom, 8
    ruim, 8
    sangüíneo, 9
Compleição física, 17
Conceito(s)
    para entender alguns, 3-4
Cromo, fontes e funções, 13

D

Dieta
    exemplo, 43
    passos
        primeiro: calcular o peso ideal, 17
        quarto: montagem da, 27
        segundo: calcular as calorias, 21
        terceiro: regras para uma alimentação saudável, 23
    receitas para variar a, 45-199
Doenças cardiovasculares, 6

E

Endosperma, 5, 6
Energia, 3
Enxofre, fontes e funções, 12, 13

F

Fadiga, 7
Farelo, 6
Ferro, fontes e funções, 13
Fibras, 14
Flúor, fontes e funções, 13
Fósforo, fontes e funções, 12

G

Germe, 6
Glicemia, 6
Glicose, 5
Glucagon, 6
Gorduras, 3, 8
    saturada, 26
    trans, 26
Grupos da Pirâmide de alimentos
    grupo 1, hortaliças, 28
    grupo 2, frutas, 28
    grupo 3, cereais e derivados e tubérculos, 28
    grupo 4, leites queijos e iogurtes, 28
    grupo 5, carnes e ovos, 28
    grupo 6, leguminosas, 28
    grupo 7, funcionais, 28
    grupos 8 a 10, adicionais, 28
    substituições, 31-43 H Hemácias, 9
Hipoglicemia reativa, 6
Hortaliças, 28
    folhosas, 31
    não folhosas, 31
    tempo de cozimento, 69

I

Índice
    de massa corporal, 19
    glicêmico, 6
Inhame, 5

Iodo, fontes e funções, 13
Iogurtes, 28

L

Leguminosas, 28
Leites, 28

M

Macronutrientes, 3, 5
Magnésio, fontes e funções, 12
Manganês, fontes e funções, 13
Mel, 5
Menadiona, ver Vitamina K
Micronutrientes, 3, 10
Milho, 5
Minerais, 12
   fontes, 12
   funções, 12
Molibdênio, fontes e funções, 13

N

Niacina, ver Vitamina B3
Nutriente(s)
   conceito, 3
   essenciais, 9
   importância dos, 14
   não-essenciais, 9
   para conhecer, 5-15

O

Ômega, ácido, 9

P

Pericarpo, 6
Peso
   adequado, 18
   corporal, 4
   ideal, cálculo, 17
Pirâmide de alimentos, 28
   grupos alimentares da, 29
Piridoxina, ver vitamina B6

Potássio, fontes e funções, 12
Proteínas, 3, 9

Q

Queijos, 28

R

Receita(s)
    para variar a dieta, 45-199
    preparações variadas e, 172-199
    substitutos
        do grupo 2, 70-83
            safra dos alimentos, 82-83
        do grupo 3, 84-105
            safra dos alimentos, 106
        do grupo 4, 107-111
        do grupo 5, 113-159
            safra dos alimentos, 159
        do grupo 6, 163-169
        grupo 1, 45-69
            safra dos alimentos, 67-68
            tempo de cozimento das hortaliças, 69
Refeição principal, como montar, 24
Retinol, ver Vitamina A
Riboflavina, ver Vitamina B2

S

Safra dos alimentos
    do grupo 1, 67-68
    do grupo 2, 82-83
    do grupo 3, 106
    do grupo 5, 159
Sais minerais, 3
Salada
    cozida/refogada, 32
    crua, 31
Selênio, fontes e funções, 13
Sódio, fontes e funções, 12
Sonolência, 7

T

Tiamina, ver Vitamina B1

Tocofenol, ver Vitamina E
Trigo, 5
Tubérculos, 5, 28

V

Vitaminas, 3, 10
- A
  - fontes e funções, 11
- B1
  - fontes e funções, 11
- B12
  - fontes e funções, 12
- B2
  - fontes e funções, 11
- B3
  - fontes e funções, 11
- B5
  - fontes e funções, 11
- B6
  - fontes e funções, 12
- B8
  - fontes e funções, 12
- B9
  - fontes e funções, 12
- C
  - fontes e funções, 11
- D
  - fontes e funções, 11
- E
  - fontes e funções, 11
  - fontes, 11
  - função, 11

K

   fontes e funções, 11

Z

Zinco, fontes e funções, 13